病院連絡音声付き
本文の会話音声付き

救急隊版
エマージェンシー **2**
臨床推論

もっと 救急脳の つくり方

～主訴別にキーワードを身につける!～

望月礼子 著　鹿児島大学　救急・集中治療医学分野　非常勤講師

東京法令出版

序　文

さらなる観察力の向上を目指して　救急脳づくりを！

　この本を手に取っていただき、ありがとうございます！

　本書は「救急隊版エマージェンシー臨床推論　救急脳のつくり方」の続編です。救急現場で大切な観察力の向上を目指して書きました。総務省消防庁の緊急度判定プロトコルとも対応しています（6頁）。主訴ごとにレッドフラッグを徹底的に磨き、現場で緊急度・重症度を判断し、搬送先を選定するための判断力を磨きます。この過程を「救急脳づくり」と名づけました。119番通報と病院連絡音声で臨場感を体験できます。また、シリーズ第2弾の本書では、**対話文の音声も二次元コードで掲載しました！　もう読まなくてもいい⁉ 「聴きながら、図を眺める」という斬新でお手軽な勉強法を是非お試しください！**

　私はこれまでに救命を第一の目的として、緊急度・重症度の高い疾患をまず念頭に置き、患者から大切な情報（レッドフラッグ）を迅速に集め、鑑別疾患を想起する「エマージェンシー臨床推論」を独自に開発し、医師版（エマージェンシー臨床推論、2019年、日経BP）と、産科版（産科エマージェンシー臨床推論、2020年、メディカ出版）、救急隊版（救急隊版エマージェンシー臨床推論　救急脳のつくり方、2022年、東京法令出版）、看護師版（主訴から攻める初期対応　院内急変版エマージェンシー臨床推論、2023年、メディカ出版）を書籍化しました。この度、雑誌プレホスピタル・ケア（東京法令出版）で連載している「救急隊版エマージェンシー臨床推論」のその後の8つの主訴と、レッドフラッグの王様格、ユニバーサル レッドフラッグの項も加え、本書にまとめました。前作と2冊セットで活用すれば、現場で出会う主訴の多くがカバーできる構成になっています。

全国の救急隊の皆様から寄せられたご意見のおかげで、再び続編ができました。本書に収載した音源は、ほとんどが救急救命士の皆様による再現録音です。お忙しい中、ご協力いただいた皆様にこの場をお借りして、深く感謝申し上げます。
　本書が救急隊の皆様のお役に立つことを願っています。

「俺が全国の消防署をまわって、売ってきてやる」と言ってくれた、父の三回忌によせて
父さん、今こそ出番です！

　2024年8月

屋久島にて　望月　礼子

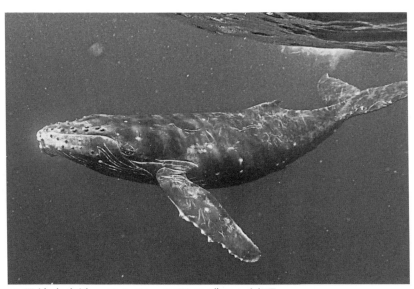

3月徳之島沖。やんちゃな子クジラと対面

目　次

第1章

1　本書で重要な用語の解説・・・・・・・・・・・・・・・・・・ 1

2　効果的な学習方法・・・・・・・・・・・・・・・・・・・・・ 4

3　病院前救護の標準化における本書の位置付け・・・・・・・・・ 5

4　緊急度判定プロトコルにおける本書の位置付け・・・・・・・・ 6

第2章

第 1 回　**総　論**「救急隊版エマージェンシー臨床推論」を理解する ・・・ 11

第 2 回　**ユニバーサル レッドフラッグ** 普遍的なレッドフラッグを知ろう！・・ 21

第 3 回　**主訴＜意識障害＞** 現場観察のポイント ・・・・・・・・・ 33

第 4 回　**主訴＜体動困難＞** 主訴をどうとらえるか？ ・・・・・・・ 49

第 5 回　**主訴＜痙　攣＞** まず確認することは？ ・・・・・・・・・ 65

第 6 回　**主訴＜下　血＞** 突然発症の腹痛と下血は、これ！ ・・・・・ 85

第 7 回　**主訴＜吐　血＞** 吐血は消化器内科選定でいい？ ・・・・・・101

第 8 回　**主訴＜動　悸＞** 動悸で初期評価すべき所見は？ ・・・・・・117

第 9 回　**主訴＜頸部痛＞** 安静時激痛を呈する疾患は？ ・・・・・・・133

第10回　**主訴＜手足の痛み＞** 三次選定のキーワードは、これ！ ・・・・149

第11回　**不搬送事案の確認事項** ・・・・・・・・・・・・・・・・167

症例の診断名一覧・・・・・・・・・・・・・・・・・・・・・・・183

付録　主訴別救急隊版二次元鑑別リスト二次元コード・・・・・・・・184

この本に出てくる主な登場人物

レッドフラッグを活用した
救急医療体制づくりを目指す救急医

救急医もっちー

地域の医師からの
信頼も厚いベテラン救命士

救急救命士

やる気みなぎる新人救急隊員

新人救急隊員

〜二次元鑑別リストの活用例〜

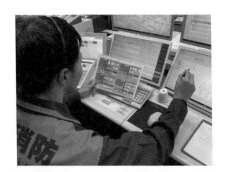

通信司令員　入電時の聞き取りで活用

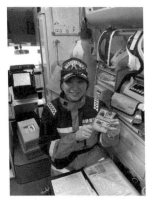
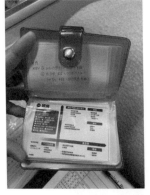

救急隊員　出動時車内でレッドフラッグの想起に活用

第 1 章

1　本書で重要な用語の解説

　本書は救急隊の活動に特化し、プレホスピタルでの観察力を深めるために記しました。

　まずは以下の6つの用語を読んでください。断りがないものは医学用語です。意味がわからないときはその下の解説を読んでください。目標と実践ポイントも記しました。

●救急脳：急変対応で必要な能力

　常に起こりうる最悪の事態を想定し、瞬時に緊急度・重症度を評価する能力が救急脳（造語）です。最悪を見逃さないことは、救命に直結します。

【本書の目標】救急脳を鍛えて現場に立ち、救命できる命を取りこぼさない！

●臨床推論：診断に至るまでの考え方

　診断に至るまでの思考過程のことを臨床推論といいます。救急隊は確定診断を求められる職種ではありませんが、限られた情報から**適切な観察評価と判断をして病院選定するための考え方**がプレホスピタルでの臨床推論です。

【本書の目標】救急隊版の臨床推論を身につける！

《実践ポイント》
5つのステップ
①傷病者の訴えから主訴を把握する
②主訴の鑑別疾患リストを考える（二次元鑑別リストの右上を見る）
③観察項目（レッドフラッグ）を評価する（二次元鑑別リストの左上を見る）
④搬送先を選定し、適切な病院連絡を行う
⑤毎回の出動ごとに、帰りの車内で振り返りをする

●主訴：傷病者の訴えのうち主なもの

　傷病者の訴えを医学用語に置き換えるのが救急の第一歩です。

　「息がしんどい、心臓が苦しい、胸が重い」など訴えたとき、主訴を＜呼吸困難＞とするか＜胸痛＞とするかでその後の判断が変わってきます。判断が難しい場合は、早期に絞り込まず両方の主訴から考える。主訴をどう取るか悩ましいときは、病院連絡で傷病者の言葉をありのまま伝えることも有効です。

【本書の目標】主訴を見抜く力をつける！

1

《実践ポイント》
　訴えが複数あるときは、「一番つらい症状は何ですか？」や「今日はどこがつらくて救急車を呼びましたか？」と早期に確認する！

●レッドフラッグ：見逃してはいけない疾患を示唆する症状や所見　　　（急変時の観察項目）

　この書籍では、主訴ごとにレッドフラッグリストを提示し、急変時にまず確認すべきレッドフラッグが何なのか、その理由も解説していきます。これをマスターすれば、現場で見落としがない、救急医のような救急脳が身につきます。

●二次元鑑別シート(望月命名)：鑑別疾患とレッドフラッグを　　　　　　　　　記載するシート

　いつでもどこでも脳の中だけでも、二本線を引くだけでつくれます。「主訴ごとに頭の中に鑑別疾患のリスト（引き出し、脳内地図ともいえる）」をつくるため、考案したシート。

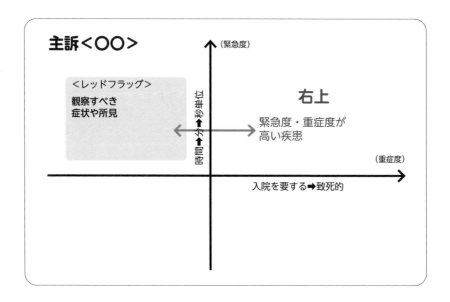

　救急で大切な2つの軸（重症度・緊急度）で分割した4つの枠からなる。
　「右上」にくる疾患は重症度・緊急度ともに高い疾患すなわち、救急で見逃してはいけない疾患として視覚化できます。中央の目安は、横軸の重症度は「入院が必要」・緊急度は「直ちに治療介入が必要」です。なお、各枠内での上下左右は同じ疾患でも病状により異なるため、位置関係は問いません。疾患群の整理を優先しました。また左上は鑑別疾患が少ないため、そこにレッドフラッグを記載する欄を設けました。

2

1 本書で重要な用語の解説

●二次元鑑別リスト（望月命名）：鑑別疾患とレッドフラッグを整理してまとめたもの

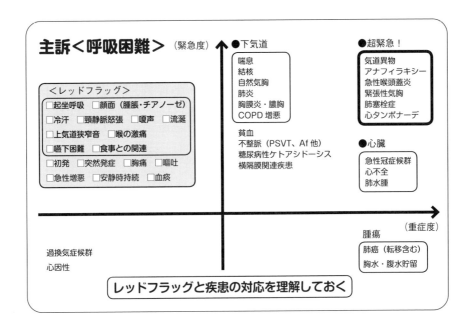

二次元鑑別リストは、救急医の救急脳を可視化したものです。主訴別に鑑別疾患とレッドフラッグをリスト化しました。救急隊は一分一秒が勝負ですので、病院選定に役立つ想起が必要です。

本書では**救急隊版二次元鑑別リスト**として、現場で想起すべき疾患を示しました！

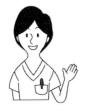

各主訴別の救急隊版二次元鑑別リストの二次元コードを巻末（184頁）に掲載しました。ダウンロードしてご活用ください。

2　効果的な学習方法

●ステップ1：アウトプット（思考の可視化）

　まずは学びたい主訴を一つ決めます。5分間（現場到着までを想定した時間）で成人の疾病傷病者の想定で、二次元鑑別シートに鑑別疾患とレッドフラッグを記入しましょう。初めは鑑別が挙がらず落ち込むかもしれませんが、それは「伸びしろがある」ということです！鑑別疾患は病院選定のために、選定科を意識して挙げてみましょう。

●ステップ2：誰かと見せ合う（気づきを得る）

　2人以上いればステップ1の結果を見せ合いましょう。人の思考を知ることは刺激になります。可能なら、主訴に対してどのような病態生理を考え、鑑別やレッドフラッグを挙げたのか意識して言語化してみましょう。言語化しようとする努力で、さらに思考が深まるというお得な勉強法です！

●ステップ3：症例を疑似体験する

　本書では消防への通報音声や通信指令の情報を提示します。ステップ1で記入した自分の二次元鑑別リストを見ながら、傷病者の情報を聴いて消せる疾患を消したり、追加で確認したい情報を書き込みます。耳で聴き考えるという、現場活動に即した訓練ができます。

　最後に、症例の病院連絡音声（救急救命士による再現音声）を二次元コードで提示していますので、そちらも参考にしてください。

●ステップ4：スパイラルシークエンス

　時間を空けて、ステップ1から3を繰り返します。繰り返すほどに、鑑別疾患とレッドフラッグへの理解が深まり、救急脳がつくられていきます。

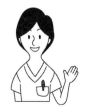

では、一緒に救急脳をつくりましょう！

3　病院前救護の標準化における本書の位置付け

　病院前救護は外傷（外因性）と疾病（内因性）、心肺停止に分類されます。外傷傷病者に対しては JPTEC(注1)があります。疾病傷病者に対しては、日本臨床救急医学会監修で PSLS（脳卒中病院前救護）(注2)、PCEC（意識障害病院前救護）(注3)、次いで 2017 年に PEMEC（救急隊員による疾病の観察・処置の標準化）(注4)ガイドブックが発刊され、それぞれコース化されています。
　PEMEC では症候別各論で主訴別に状況評価のための症状や観察項目を挙げ、緊急度の高い疾患を見逃さないよう、ハイリスク症候（症状、レッドフラッグ）も記されています。

　本書は主に成人の疾病傷病者で、主訴別に病院連絡までの一連の流れを机上で体験できるよう構成しました。その中でも、レッドフラッグの意味を理解すること、使いこなせるようになることを目標としています。一つひとつのレッドフラッグの重みを理解できれば、一分一秒を切り詰めることができるはずです。また病院前救護で傷病者の評価、病院選定、病院連絡のキーワードとしてレッドフラッグを有効活用できるようになるはずです。

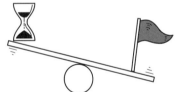

レッドフラッグを聞き取るのに要する時間よりもレッドフラッグ（情報、キーワード）の価値が重いとき、それは病院前救護で直ちに評価する価値があるということです。

「聞く」と「聴く」の違いについて
　「聴く」は能動的に耳を澄ませて聞くことであり、「聞く」よりも一歩踏み込んでいる行動です。
　レッドフラッグをマスターして、傷病者の声を「聴く」スキルを身につけましょう。

（注1）　JPTEC (Japan Prehospital Trauma Evaluation and Care)：外傷病院前救護ガイドライン
（注2）　PSLS：Prehospital Stroke Life Support：脳卒中病院前救護
（注3）　PCEC (Prehospital Coma Evaluation &Care)：意識障害病院前救護
（注4）　PEMEC (Prehospital Emergency Medical Evaluation and Care)：救急隊員による疾病の観察・処置の標準化

4　緊急度判定プロトコルにおける本書の位置付け

　ご存じのとおり、救急隊の現場活動の指標である緊急度判定プロトコルVer.3（平成2年総務省消防庁）は、医学的根拠に係る研究、他のプロトコルとの整合性等について検討し、作成されたものです。

（1）対象者
　　緊急度判定プロトコルは以下の4つの対象者ごとに、必要な判断基準が明確に示されています。
①**家庭自己判断（住民）**
②**電話相談（医療従事者、救急相談員）**
③**119番通報（通信指令員）**
④**救急現場（救急隊員）**

　本書、救急隊版エマージェンシー臨床推論の根幹は、エマージェンシー臨床推論であり上記①-④のプレホスピタルの立場と、病院スタッフ（看護師、医学生、医師、各科医師）における「救急脳づくり」を目指しています。各立場での判断は、プロトコルを見ながらであっても最終的には各自の主観で行うこととなります。私はこの判断力がすなわち平素から培った脳の活動であると考え、本書のタイトルに「救急脳づくり」と記しています。

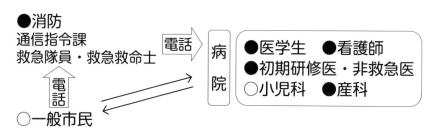

図1　レッドフラッグを活用した救急教育

　本書は通信指令員、救急隊員を対象として、レッドフラッグを傷病者からどう聞き出すかについて主訴ごとに記しています。前述のレッドフラッグ（2頁）は、緊急度判定プロトコルで「症状により特異的な観察項目」として記されている内容のうち、緊急度・重症度が高い疾患を示唆するものです。よって、レッドフラッグを理解し、各立場で共通認識として活用することが、まず想定しなければならない疾患を拾い上げ、救える命を救うことにつながると考え、それぞれの立場に則した教育資料（医師版、産科版、救急隊版、看護師版）を作成してきました。

1 本書で重要な用語の解説

(2) 緊急度

緊急度判定プロトコルに定められた緊急度とその定義は以下のとおりです。

表1　緊急度とその定義

緊急度	定　義	サブカテゴリー
赤（緊急）	◆すでに生理学的に生命危機に瀕している病態。 ◆増悪傾向あるいは急変する可能性がある病態。 ※気道・呼吸・循環・意識の異常、ひどい痛み、増悪傾向、急変の可能性から総合的に判定する。	【赤1】極めて緊急性が高い病態であるため、緊急に搬送する必要がある病態。 【赤2】緊急性が高い病態であるため、緊急に搬送する必要がある病態。
黄（準緊急）	◆時間経過が生命予後・機能予後に影響を及ぼす病態。 ※痛みの程度、訴えや症状の強さについても考慮する。	赤ほど緊急性は高くないが、医療機関への早期受診が必要な病態。
緑（低緊急）	◆上記には該当しないが、受診が必要な病態。	
白（非緊急）	◆上記に該当せず、医療を必要としない状態。	

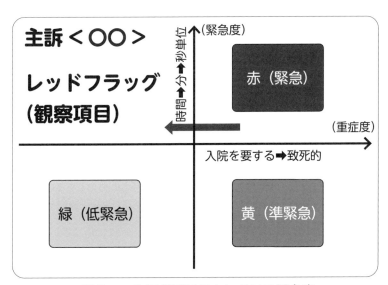

図2　二次元鑑別リストにおける緊急度

　前述した二次元鑑別リスト（3頁）は、あらかじめ主訴ごとに、鑑別疾患を整理し、緊急度・重症度が高い疾患を迅速に拾い上げるために、観察項目をリスト化したものです。緊急度判定プロトコルと相対すると、大まかには**図2**のような緊急度の区分けになります。

(3) 緊急度判定の過程
　図3は緊急度判定プロトコルにおける過程です。本書で扱うレッドフラッグの位置付けも記しました。

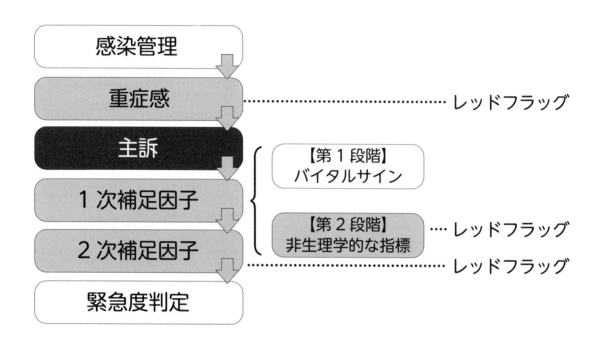

図3　緊急度判定の過程と本書の位置付け
　緊急度判定プロトコルの概要を示した図であるが、本書が扱っているレッドフラッグがどこに位置するかを図の中に示した。最終的に判定の段階で主観が働くが、それを支えるのが「救急脳」であるといえる。
　「救急現場において、迅速かつ漏れなく傷病者の緊急性を推し量るため、最も緊急性の高い症候および日常で遭遇する頻度の高い症候について、標準的な観察や判断の手順を示したものである。現場で繰り返し用いることにより、様々な病態を有する傷病者の緊急性を的確に判断し、適切な搬送先選定・搬送方法につなげていくことを目的とする。」[1]

　緊急度判定プロトコルに記された判断力を向上させるには、現場での観察力の向上が欠かせませんが、その時の指標としてレッドフラッグを脳にインプットするためのツールとして本書をご活用ください。

---

1) 総務省消防庁　緊急度判定プロトコル　Ver.3

1　本書で重要な用語の解説

自分の脳（救急脳）は自分でつくる！
主役は皆さん一人ひとりです。本書で、随時「考えてみてください」という部分がありますが、そこで皆さんが 10 秒でも考えて、次を読み進めることで、脳のインプット力が向上するはずです！
まず主訴を的確にとらえて、主訴ごとの二次元鑑別リストを理解しましょう。

では、救急脳づくりの旅を始めましょう！

第 2 章
第1回　総　論
「救急隊版エマージェンシー臨床推論」を理解する

★今回の再現音声はこちらです。

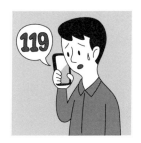

○再現音声　「要請」（約1分）

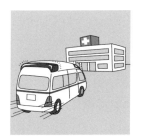

○再現音声　「病院連絡」（約1分）

救急医もっちー　　救急救命士　　新人救急隊員
3人の会話音声はこちらから⇒

エマージェンシー臨床推論とは

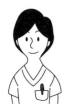
みなさんこんにちは！ 救急医の望月です。エマージェンシー臨床推論とは、**「救急分野に特化した＋傷病者の主訴から考える、診断（救急隊の場合、現場判断）に至るまでの思考過程」** を意味します。私はこれまでに、救急と産科急変の場面でのエマージェンシー臨床推論の資料を作り、教育に活用してきました[1][2][3][4]。その救急隊版として、主訴をどう捉えるか、そして冷汗や突然発症などのレッドフラッグを解説していきます。
早速ですが**音声1**を聴いてみてください。ベテラン救急救命士Kさんによる力作です！

○再現音声1　「要請」（約1分）

「62歳男性　心臓が苦しい（ゼーゼーしている）」

冷汗はかいているか？
　→はい
どれくらい前から痛い？
　→痛くはないが1時間前から苦しい

これは……リアルですね。再現録音なんですね！ 「心臓が苦しい」と聞いて、私もはじめは「胸痛」かと思いましたが、痛みはないので主訴は「呼吸困難」ですね。
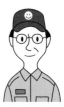

1）望月礼子．エマージェンシー臨床推論．日経BP, 2019, 232p.
2）望月礼子．産科エマージェンシー臨床推論：母体急変を見抜く，メディカ出版，2020, 125p.
3）望月礼子．主訴から攻める初期対応　院内急変版エマージェンシー臨床推論，メディカ出版，2023.
4）望月礼子．救急隊版エマージェンシー臨床推論　救急脳のつくり方，東京法令出版，2022

第1回 総論

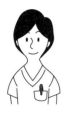
主訴が定まりましたね。傷病者の訴えを通信指令員が医学用語に置き換えてくれる、大事なステップです。

```
患者の訴え  ≠  主訴
通信指令員は超一流の通訳者！

「心臓が苦しい」 →主訴を考える
                胸痛？
                胸痛後の呼吸困難？
                背部痛？
                呼吸困難？
                動悸？
```

図1　主訴は何か？

傷病者がこんなに苦しんでいたら、自分は焦ってしまいます。隊長からは先読みして行動するよう心掛けよと言われていますが、自分はまだ指示待ちです。
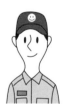

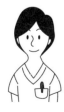
「先読み」の特訓は、間違ってもいいので自分なりに考えて「言語化する」のが第一歩です。教育の用語では仮説を立てる、起点を作るという意味で「いかりを下ろす」とも言われます（図2）。

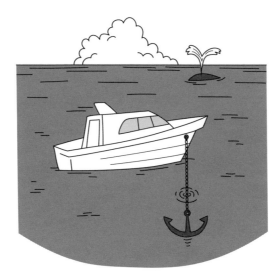

図2 いかりを下ろす

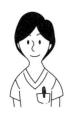
クジラ観察に例えると、潮吹きが見えた辺りに船を止め（＝仮説を立てる）、しばらく待っても姿が見えないときは、さらにクジラの気配があるところに動きます。
このように、得た情報から合うところ合わないところを考え、可能性が低いと考えたら他の仮説を考えていく。
これが臨床推論です。

うーん。ひねり出しても、喘息と肺炎しか浮かびません。
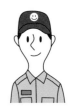

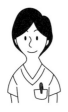
いいですね。2つも出ましたね！
喘息はアリです。肺炎は1時間前からの発症とすると可能性は低いですね。
では、隊長のコメントを聞いてみましょう。

第1回 総論

ベテラン救急救命士の頭の中

この症例は重症が予測されるため、現着前に想定している病態と観察、処置の割り振りや、観察のポイントなども隊員たちに伝えちゃいます。一秒でも無駄にしたくないので、CPAに移行した場合の割り振りも指示しておきます。詳しくは以下に説明します。

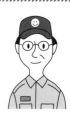

出場途上の車内で考えること

① まずCPAに移行する可能性を考え、車内準備と、フルセットで携行資器材を準備させます（酸素、12誘導心電図の設定、喉頭鏡と末梢ラインも組んじゃいます）。
② 次に病態の予測。胸苦しさ、冷汗、喘鳴からAMI（急性心筋梗塞）→心不全→心臓喘息がすぐ浮かびますが、その他、急性喉頭蓋炎、解離性大動脈瘤、誤嚥、不完全窒息、喘息発作、高血圧症や代謝異常などによる心不全なども考えます。
　緊急性の低い病態は車内ではあまり想定しないですね。

現場の動き

① フルセットを持って現場へ行き、すぐに見て分かる体位、顔色、冷汗、呼吸様式を判断します。
② 自分なら大まかな意識レベルの確認、酸素投与を指示、体温計を腋下に挿入し、脈拍、脈圧の左右差、心音・呼吸音、心電図、SpO_2センサー、血圧の順に観察すると同時に、発症状況の確認（突然発症なのかどうか）、胸部症状の確認、既往歴、かかりつけ、生活状況が聴取できる状況なら（家族からでも）確認します。
③ その他全身の状態、特に下肢の浮腫も確認します。ショックなら、心電図にもよりますが、ショック輸液を車内で実施することを考慮します。
　多分、観察、酸素投与だけなら、どんなにかかっても5分もあれば終わると思いますので、ここから病院連絡と車内収容という流れでしょうか。

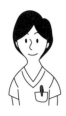
すばらしいです。しかも5分とは！ ベテラン救急救命士は、このように頭の中に疾患と観察すべき項目（レッドフラッグ）が整理されているのですね。

それから病院選定は、観察結果からショックや呼吸状態が悪ければ三次、安定していればかかりつけを考えますが、喘鳴があれば、やはり三次病院を選定しますね。内因性ロード＆ゴーの適応と考えます[3]。以下が病院連絡です。

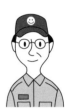

○再現音声2　「病院連絡」（約1分）

62歳男性　主訴＜呼吸苦、大量冷汗、顔面蒼白＞

約1時間前から呼吸苦、治らない
会話困難I-3、呼吸は浅く30回喘鳴、脈拍126回/分・整、血圧右106/-、SpO_2 98%（10LRM）、体温36.8℃、心電図は洞性頻脈
既往：慢性腎不全（左腕シャント）、昨日午前透析
かかりつけは近医透析クリニック
病着まで10分

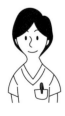
救急医はこの病院連絡で鑑別を始めます。

3）日本臨床救急医学会監修 , 日本臨床救急医学会PMEC検討小委員会編集 , 日本臨床救急医学会小児救急委員会編集協力：PEMECガイドブック2023. へるす出版 , 2023, 113p. 115p.

第1回　総論

救急医の頭の中

① 主訴を把握
② 主訴ごとの鑑別疾患を想起する　→リスト化
③ 観察すべき所見（レッドフラッグ）を想起する　→リスト化
④ 情報を集めて評価し、搬送先を選定する

図3　救急隊の臨床推論のステップ

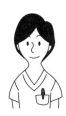

図3に臨床推論のステップを書きましたが、救急の現場で鑑別疾患や観察すべき所見（レッドフラッグ）をゼロから考えるのは、時間がかかるし見落としの可能性もあります。そこで、あらかじめ主訴ごとの鑑別疾患とレッドフラッグをリスト化することにしました。以下にツールを解説します。

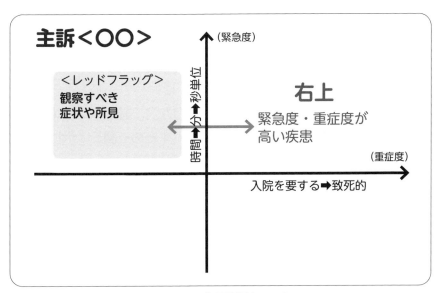

図4　二次元鑑別シート

「頭の中に主訴ごとに鑑別疾患の引き出しをつくる」という目的で考案した、二次元鑑別シートである。救急で大切な2つの軸（緊急度・重症度）で4分割し、おおよその目安として、縦軸（緊急度）の中央は「直ちに治療介入が必要」、横軸（重症度）の中央は「入院が必要」である。

二次元鑑別シートの右上の枠は、緊急度・重症度ともに高い疾患、すなわち救急で見逃してはいけない疾患として視覚的に把握できる。各枠内での上下左右は、同じ疾患でも病状により異なるため問わない。疾患群の整理を優先した。左上にくる疾患は少ないため、そこにレッドフラッグ（右上の疾患を示唆する症状や所見、観察すべき項目）を記載する欄を設けた。

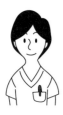
これが「頭の中に主訴ごとに鑑別疾患の引き出しをつくる」という目的で考案した、二次元鑑別シートです。脳内マップともいえます（**図4**）。救急で大切な2つの軸（緊急度・重症度）で4分割し、おおよその目安として、縦軸（緊急度）の中央は「直ちに治療介入が必要」、横軸（重症度）の中央は「入院が必要」です。

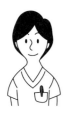
二次元鑑別シートの右上の枠は、緊急度・重症度ともに高い疾患、すなわち救急で見逃してはいけない疾患として視覚的に把握できます。各枠内での上下左右は、同じ疾患でも病状により異なるため問いません。疾患群の整理を優先しました。

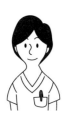
左上にくる疾患は少ないため、そこにレッドフラッグ（右上の疾患を示唆する症状や所見、観察すべき項目）を記載する欄を設けました。
救急医は主訴〈呼吸困難〉に対して、どのような鑑別の引き出しを持っているのでしょうか？ 救急医の頭の中を鑑別疾患とレッドフラッグを整理してまとめて**図5**に示しました。

第1回　総論

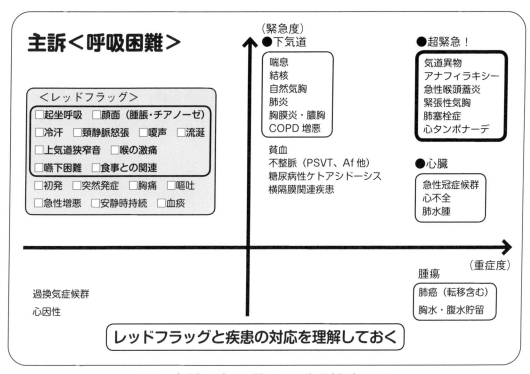

図5　主訴＜呼吸困難＞の二次元鑑別リスト

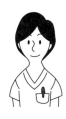

外傷や小児患者では特殊な疾患もあるので、「成人の疾病（非外傷）の救急搬送で何を考えるか」という設定で、研修医の教育用に考えた鑑別リストです。

大切なのは、一つひとつの鑑別疾患を覚えるのではなく、まずは二次元鑑別リスト全体を引き出しに見立てて、それぞれの疾患グループを小引き出しとして意識することです。頭の中をどう片付けるかという方法の一つだと思ってください。

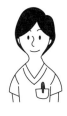

まずは、右上の枠の中の小引き出しのタイトル（超緊急・心臓・下気道など）と、レッドフラッグ の内容を見てください。

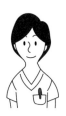
超緊急の疾患は、上気道狭窄（A【気道】の異常）とショック（C【循環】の異常）を起こす可能性がある疾患です。これらは秒単位で急変することもあるため、特別にまとめました。レッドフラッグ中の**太字**の所見は、超緊急の疾患を示唆します。急変時の評価項目の中でも特に迅速に評価すべきものです。
「エマージェンシー臨床推論」では、レッドフラッグは「患者に確認すべき症状や所見」と設定しています。

FOCUS　五感で情報を集めることが大事

イメージとして大事なのは、傷病者に近づきながら、まず見て（姿勢、顔色や腫脹、冷汗の有無）、声を聞いて（嗄声＜させい＞：かすれ声）、触って（冷汗）と、五感で情報を集めることです。平素から五感を駆使している皆さんにとって、情報集めは得意な分野だと思います。

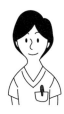
この症例は急性心筋梗塞から急性心不全をきたした症例でした。
今回はエマージェンシー臨床推論について大まかな流れをイメージできれば十分です。

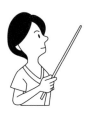

もっちーのこれがポイント！

- 主訴の把握が大切
- 緊急度・重症度で鑑別疾患を整理しておく（二次元鑑別リスト）
- 観察すべき症状や所見を整理しておく（レッドフラッグ）

第2回　ユニバーサル レッドフラッグ
普遍的なレッドフラッグを知ろう！

★ 今回の再現音声はこちらです。「レッドフラッグは何か、意識しながら聞いてください。」

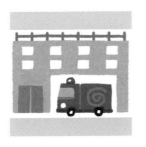 

〇再現音声　「出動指令①」

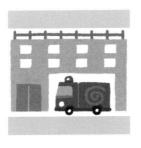 

〇再現音声　「出動指令②」

救急医もっちー　救急救命士　新人救急隊員

3人の会話音声はこちらから⇒

ユニバーサル レッドフラッグ登場！

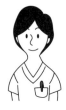
ここでは、レッドフラッグの中でも別格のユニバーサル レッドフラッグについて解説します[1]。

ユニバーサル レッドフラッグって初めて聞きました。
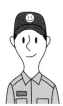

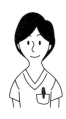
傷病者から、初めの10秒、1分以内でどんなことを聴取すべきか、通信指令室で「呼吸や動きはありますか？」の次に聴く内容という位置付けで、皆さんの脳の中に、ユニバーサル レッドフラッグを刻んでいただければ、現場で役立つはずです。

現場で役立つのであれば、是非知りたいです！
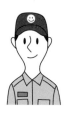

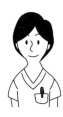
レッドフラッグは、見逃してはいけない疾患（緊急度・重症度が高い疾患＝右上の疾患）を示唆する症状や所見ですが、その中でさらに上位の概念として**ユニバーサル レッドフラッグ**があります（徳田安春先生提唱[1]）。ユニバーサル レッドフラッグは、どの主訴でも普遍的なレッドフラッグで、1つだけでも危険な疾患を示すレッドフラッグです。比較的新しい概念です。

1）望月礼子．主訴から攻める初期対応　院内急変版エマージェンシー臨床推論，メディカ出版．2023．

第2回　ユニバーサル レッドフラッグ

超重要なレッドフラッグなんですね！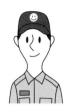

▷ユニバーサル レッドフラッグ
冷汗　　　突然発症　　　安静時持続　　　増悪

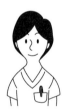

▷**ユニバーサル レッドフラッグ**は、<u>傷病者の評価で病態を瞬時に捉えることに役立ちます</u>。上記4つ合わせても分単位で聴取することができるため、イメージとしてはバイタルサインを取る間に評価をすることができます。

ただし、▷**ユニバーサル レッドフラッグ**がなくても右上の疾患ということもあるため、注意が必要です。
以下に▷**ユニバーサル レッドフラッグ**を解説していきます。体の中で起きている病態をイメージできるよう目指しましょう！

冷汗（ひやあせ）

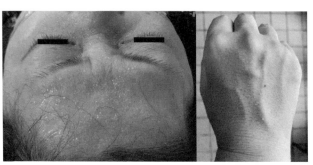

左：冷汗　皮膚は蒼白　苦悶様表情、眉間のシワも大事な情報
右：発汗　皮膚は紅潮

図1　冷汗と発汗の違い[2]（写真引用）

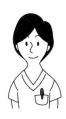

冷汗は本当に冷たい汗なのでしょうか？
図1の左の写真は、急性心筋梗塞の症例に認めた冷汗です。顔面の大量冷汗以外にも、眉間のシワからも苦痛があることを感知することができます。**図1**の右は著者の屋外作業後の発汗の写真です。毛細血管が拡張し皮膚が紅潮、汗は温かいです。

冷汗のメカニズム

（痛みやショックなど）交感神経の亢進
　→ 汗腺刺激で発汗
　→ 皮膚毛細血管収縮・皮膚は冷たく蒼白
　→ 汗は体表で冷やされ冷たい汗となる
＊汗が見えなくても、蒼白で触ってひんやり・しっとりしていたらそれは冷汗の徴候！

2) 望月礼子. 体温の異常. medicina. 59（4）, 2022, 26-9

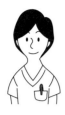
というわけで、冷汗は本当に冷たいです。ぜひ観察では冷汗を見逃さないよう心がけましょう。また、声をかけながら上腕など触れて、冷たくしっとりしていたら、それも冷汗の徴候として「冷汗がありそうです！」と宣言しましょう。

傷病者をしっかり触って評価します！
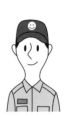

突然発症

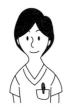

突然発症のメカニズムについて、解剖学的に病態を考えてみましょう。

血管	つまる、破ける、さける
腸管	つまる、破ける、ねじれる
膜（胸膜ほか）	破ける
管（胆管・尿管ほか）	つまる
神経	切れる、圧迫される

図2　突然発症の病態

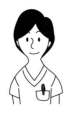

図2に血管、腸管、膜、管、神経など、解剖学的にどんな病態のときに突然発症となるか、挙げてみました。

このように一覧になっていると分かりやすいですね。

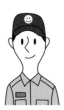

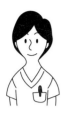
さらに、突然発症を時間軸で分類すると以下のようになります。
突然＜急性＜亜急性＜慢性。突然の中も、秒単位、分単位、時間単位と分かれます。
緊急度が高い血管性病変では、血管がつまる、破ける、さけるとき、秒分単位の発症になります。

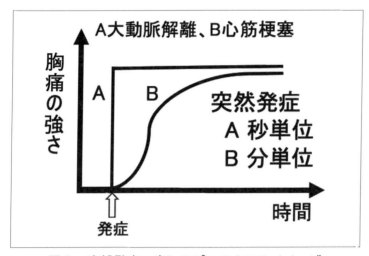

図3　突然発症、痛みのピークまでのイメージ

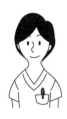
主訴＜胸痛＞を例に挙げると、最大の痛みまで秒単位であれば大動脈解離を考えます。また、最大の痛みまで分単位であれば急性心筋梗塞（冠動脈がつまって、虚血となる）を考えます。患者にどんな発症だったかを聴き取るときに、図3のイメージを持っておくと便利です。聴き取りのイメージを持つことで、日々の傷病者観察能力が向上します。

イメージをしっかりもって現場で聴き取りたいです。
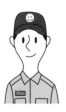

安静時持続

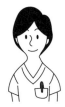
症状が安静時もずっと持続するとき、見逃してはいけない疾患（緊急度・重症度が高い疾患＝右上の疾患）を想定して、引き続き他の▶レッドフラッグも評価していきます。
主訴＜背部痛＞を例に以下の図4に示しました。

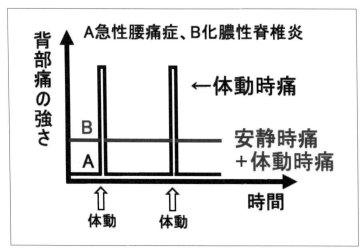

図4　安静時持続

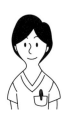
A急性腰痛症であれば、安静時持続痛はほぼなく、体動時痛がポイントです。同じく体動時痛があっても、安静時持続痛があればB化膿性脊椎炎や骨転移の骨折が鑑別にあがります。「じっとしていても痛みが続きますか？」という聴き方が有効です。安静時持続は、主訴＜めまい＞の時も、頭位変換で起こるめまい（#良性発作性頭位めまい症）と安静時も持続し頭位変換で増悪するめまい（#中枢性めまい）の鑑別の初めに聞き取るべきレッドフラッグです。

「じっとしていても痛みが続きますか？」の聴き方、覚えておきます！
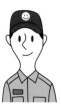

増悪

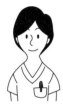

時間の経過で増悪する症状なら、何か原因があると考えます。このときさらに、増悪のスピードも聴き取れると、緊急度の感知に有効です。
例として胆嚢炎の痛み方のイメージを**図5**に示しました。食後しばらくしての痛みの発症と、増悪が特徴です。
また、食事摂取などのきっかけがなくても時間経過で増悪するなら何かしら病態があると考えます。そして増悪のスピードが速いときは、緊急度が高い疾患の可能性が高いと考えましょう。

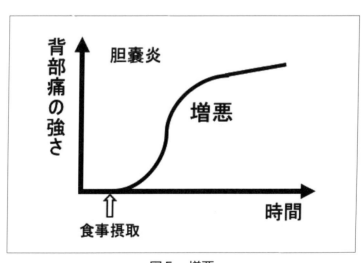

図5　増悪

出動指令を聴きながらの思考

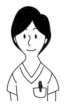

今回は、冒頭の出動指令を振り返ります。音声を聴きながら読み進めてください。

> **症例1** 本部からニコニコ救急隊へ、64歳男性、腰痛。平素より腰痛で通院中。本日激痛で動けず。家族通報。誘導あり、どうぞ。

出動指令①

主訴＜腰痛＞

レッドフラッグ：<u>突然発症</u>、激痛、動けず（→<u>安静時持続</u>？）
＊下線はユニバーサル レッドフラッグである

この情報だけでは、急性腰痛症も鑑別にあがるが、救命のためには『常に最悪を想定すること』が必要であり、発症が突然発症であるかを通信指令室にて確認したい。

特に、安静時発症の秒単位の突然発症であれば、動脈性疾患を想起する。

現場活動にて、安静時持続（体動時痛がないこと、繰り返す間欠痛がないこと）、胸痛をまず確認し、いずれかあれば急性大動脈解離として搬送先を選定する。

（本症例解説：[3]　診断＃急性大動脈解離）

3）望月礼子. 救急隊版エマージェンシー臨床推論 救急脳のつくり方, 東京法令出版, 2022, 49p

第2回　ユニバーサル レッドフラッグ

> 症例2　本部からニコニコ救急隊へ、59歳女性、散歩中の回転性めまい。嘔吐もあり、路上で動けなくなったとの本人通報。誘導指示済み、どうぞ。

出動指令②
主訴＜めまい＞
レッドフラッグ：突然発症（歩行中、秒単位か？）、嘔吐、路上で動けない（→安静時持続？増悪？）
＊下線はユニバーサル レッドフラッグである

「散歩中のめまい」から、秒単位に発症したと考えられる。通信指令室にて確認できればなおよいが、傷病者が嘔吐もしている状況での正確な聴取は難しい可能性もある。現場活動にて、めまいの増悪と、安静時持続を確認し、いずれもあれば頭蓋内疾患（脳梗塞・脳出血）として搬送先を選定する。構音障害、手足・首の痺れなども評価が大切である。
（本症例解説：3)　診断＃小脳梗塞）

※上記2つの音声は救急隊版救トレ（ペンギンシステム（株））に収載あり。

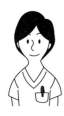

以上が▶レッドフラッグの王様、▶**ユニバーサル レッドフラッグ**の解説でした。
意味が分かると、傷病者の状態が見えてくると思います。

3）望月礼子. 救急隊版エマージェンシー臨床推論　救急脳のつくり方, 東京法令出版, 2022, 65p

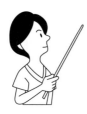

もっちーのこれがポイント！

ユニバーサル レッドフラッグ
冷汗
突然発症
安静時持続
増悪

平素からユニバーサル レッドフラッグを意識して、病態把握に活用してください。

第3回　主訴＜意識障害＞
現場観察のポイント

★　今回の再現音声はこちらです。

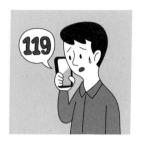 

○再現音声　「要請」

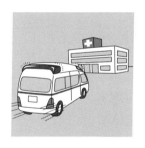 

○再現音声　「病院連絡」

救急医もっちー　救急救命士　新人救急隊員
3人の会話音声はこちらから⇒

ベテラン救急救命士の頭の中

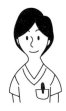
今回は主訴＜意識障害＞です。

意識障害は考えることが多すぎて苦手です。しっかり勉強したいです！
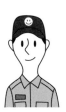

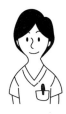
早速ですが、要請の内容を聴いてください。病院連絡音声はまだ聴かないでくださいね。

○再現音声 「要請」（約40秒）
　　→上司が倒れて吐いている
　　→忘年会でお酒を飲んだ後
　　→店の外で急に転倒した
　呼びかけに反応は？
　　→うめき声をあげているが呼びかけるとうなずく

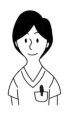
さて、皆さんはこの音声から、どのように考えますか？
10秒でいいので考えてください。では進めます。

第 3 回　主訴＜意識障害＞

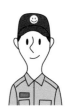

さっきもアル中の搬送があったばかりです。飲むのもほどほどにしてほしいですよね。

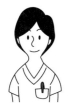

決めつけは禁物ですよ。では、隊長さんの考えを聞いてみましょう！

この通報では、主訴を＜嘔吐＞とするか、または「いつもと違う」「うめき声をあげている」という通報内容から主訴を＜意識障害＞とするかで、その後の思考が大きく変わると思います。

私ならまずは呼吸があることを確認したら、「意識が悪い様子があるか」「頭痛があるかあれば突然発症の頭痛か」を通信指令の段階で確認してほしいです。

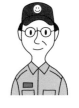

一般的に、＜意識障害＞は救急要請で多い主訴です。通報で意識障害ありと分かれば、まずは心肺停止の評価をします。具体的には、「呼吸はありますか、呼びかけに反応はありますか」と必ず確認します。

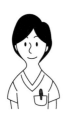
いいですね。救急の鉄則「常に最悪を先に考える（Think worst first）」ですね！ 隊長さんは通報内容から安易にアル中と決めつけずに、主訴＜意識障害＞＋＜嘔吐＞として考えました。意識障害と嘔吐は、急性アルコール中毒の症状として矛盾しませんが、そのときに＜頭痛＞があるかどうかを聴き取ることで、見逃してはいけない疾患（急性くも膜下出血や脳出血）を見抜こうと考えたわけです。

以前、「意識障害あり、呼吸はあります。」と言われ、現場到着すると、「呼吸なし、心肺停止、CPR開始」、そして「AEDは？ 特定行為セットは？」と、大慌てになったことが何度かありました。通報時、死戦期呼吸だったようです。
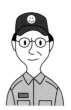

想像しただけで心臓がドキドキしてきました！
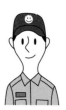

現場が停車位置の目の前であればいいですが、停車位置から徒歩5分以上という現場もあるので大変です。
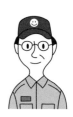

第3回 主訴＜意識障害＞

主訴＜意識障害＞の鑑別疾患

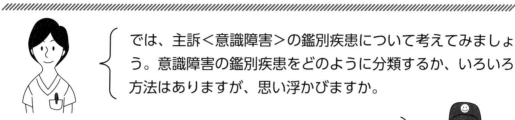では、主訴＜意識障害＞の鑑別疾患について考えてみましょう。意識障害の鑑別疾患をどのように分類するか、いろいろ方法はありますが、思い浮かびますか。

えーと、AIUEO TIPS（アイウエオ チップス）ですね！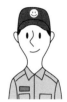

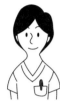そうです！ 今日はよく使われる記憶術AIUEO TIPS（アイウエオ チップス）を記します（図1）。これも、あらかじめ脳の中に鑑別疾患のリストを持っておく方法の一つです。

		疾患名	背景
A	alcohol	急性アルコール中毒	飲酒状況
I	insulin	低血糖・高血糖	糖尿病
U	uremia	尿毒症	腎不全
E	electrolytes	電解質異常	脱水・多飲
	endocrine	内分泌疾患	
	encephalopathy	脳症（高血圧性・肝性など）	既往歴
O	opiate or over dose	薬物過量内服	現場状況（薬袋など）
	oxygen	低酸素血症	窒息・肺炎・肺塞栓
T	trauma	頭部外傷	現場状況（転倒転落など）
	toxin	中毒	多数傷病者、周辺状況
	temperature	低体温・高体温	気温・状況
I	infection	感染症（髄膜炎・脳炎・敗血症）	
P	psychiatoric	精神疾患	既往歴
	porphyria	ポルフィリア	既往歴
S	shock	ショック	感染症、心疾患など
	seizure	痙攣	てんかん発作
	stroke	脳出血・脳梗塞	高血圧
	SAH	くも膜下出血	突然の頭痛・嘔吐
	syncope	失神	意識消失の有無

図1　主訴＜意識障害＞の鑑別疾患と重要な背景[1]

　主訴＜意識障害＞の鑑別疾患を、救急でおなじみのAIUEO TIPS（アイウエオ チップス）でまとめてみました。救急脳づくりの参考にしてください。黒字は救急隊に想起してほしい項目です。

1）望月礼子. 産科エマージェンシー臨床推論, メディカ出版, 2020

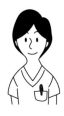
表の右の欄にはその疾患を来し得る患者背景を記しましたので、軽く眺めてください。灰色の疾患は、プレホスピタルでは鑑別困難なので、想起しなくて結構です。

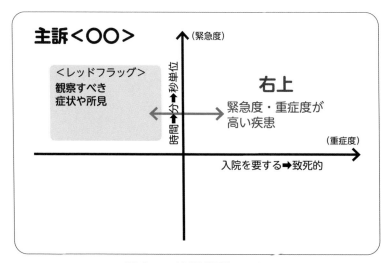

図2　二次元鑑別シート

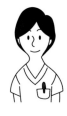
図1を参考に、成人の疾病という設定で、主訴＜意識障害＞の鑑別疾患とレッドフラッグを二次元鑑別シートに5分間で書き出してみましょう！

救急医の頭の中

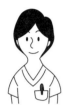

意識障害の原因は様々です。救急医は救急隊の情報のうち、意識レベルと患者背景（基礎疾患や現場状況など）から瞬時に見当をつけて、病着前に採血項目やその他の検査予定を考えます。

例えば、独居の高齢者の意識障害で低血糖だったとしても、ブドウ糖を投与して意識レベルが戻るのをただ待つのではなく、背景に感染症や脳出血なども考えつつ、採血や頭部CT、胸部レントゲンなどの検査を組み立てていきます。病歴が聴取できないほどの意識レベルでは、早めに頭部CTを試行します。

いろいろな状況を予測するんですね。

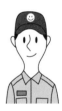

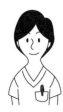

そうなんです。特に、独居傷病者の意識障害では、現場状況が大切です。食事をとった形跡、失禁の量（発症から数時間なのか、それ以上なのか）、新聞受けに残っている新聞があればその日付（発症日の推定）、また、ゴミ箱に大量の薬袋などの情報（過量内服の可能性）も重要な手がかりとなります。これらは皆さん、日々現場で鍛えていることと思います。

はい、明らかに独居世帯である場合は、日常生活の様子から時間経過を推測するよう日頃から努めています。

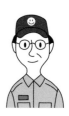

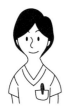

中でも、主訴＜意識障害＞の鑑別には、レッドフラッグ突然発症が鍵になります。秒単位の発症なら、脳（痙攣を伴わないてんかん発作）、心血管性（脳出血、くも膜下出血、不整脈など）。分単位で増悪なら、誤嚥や中毒による低酸素など。時間単位で進行なら、ショック（感染症、心原性）、低血糖。というように、目安ですがかなり絞れます。これらは家族から情報を集めることになりますね。また、本人が会話ができるときには、呼吸困難、頭痛、胸痛、腹痛、痺れや麻痺などのレッドフラッグを聴き取ることが大切です。

発症状況でかなり絞れるんですね！

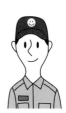

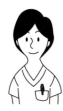

はい、病歴を聴取できないときも、バイタルサインで血圧上昇は脳血管障害を示唆します。また、高血圧＋徐脈（クッシング徴候）は頭蓋内圧が高いことを示唆するため、頭部CTを急ぎます。ただし高血圧を呈さない脳血管障害もありますので要注意です。
では、救急医の頭の中二次元鑑別リストを見てみましょう。

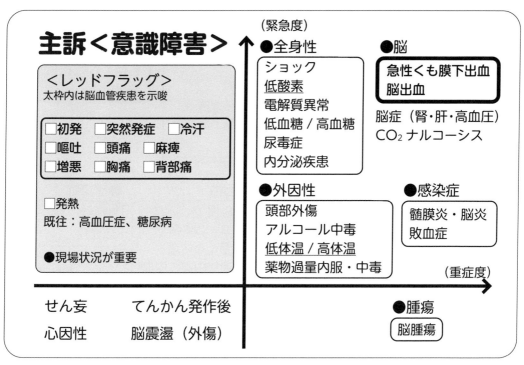

図3　主訴＜意識障害＞の二次元鑑別リスト

外傷や小児患者では特殊な疾患もあるので、「成人の疾病（非外傷）の救急搬送で何を考えるか」という設定で、研修医の教育用に考えた鑑別リスト。バイタルサインが鍵となる疾患を下線で示す。

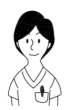

図3は、医師版の二次元鑑別リストです。まずはざっと眺めてください。主訴＜意識障害＞は鑑別疾患が多いですが、医師も常に全てを念頭に挙げるのではなく、緊急性が低い疾患は後回しで考えています。主訴＜意識障害＞の鑑別疾患では、バイタルサインが鍵となることが多いです。

現場で判断できない鑑別疾患を多数挙げるのは、時間の無駄となるだけでなく、救命すべき疾患の搬送遅れにつながります。そこで、救急隊版の二次元鑑別リストとして、救急隊が現場で念頭に挙げるべき疾患を図4に黒字で示しました。医師版より、かなり疾患が減ります。

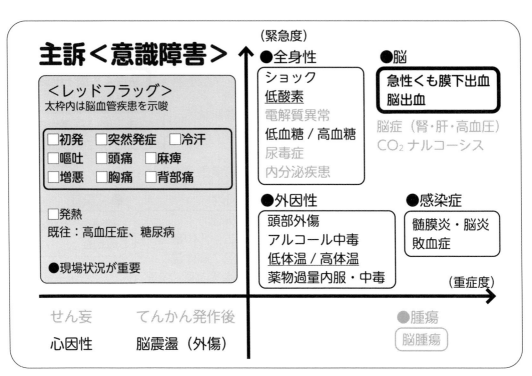

図4　主訴＜意識障害＞の救急隊版二次元鑑別リスト

救急隊で知っておくべき疾患を黒字で示した。現場で鑑別できない疾患や、鑑別を想起しても選定先や車内対応が変わらない疾患は灰色で示した。まずは、右上（緊急度・重症度が高い疾患）をインプットすることが大切である。

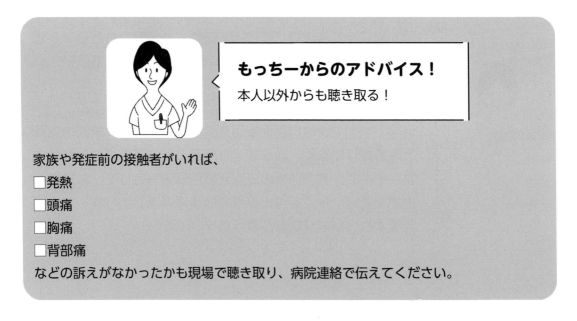

もっちーからのアドバイス！
本人以外からも聴き取る！

家族や発症前の接触者がいれば、
☐発熱
☐頭痛
☐胸痛
☐背部痛
などの訴えがなかったかも現場で聴き取り、病院連絡で伝えてください。

第3回　主訴＜意識障害＞

レッドフラッグ特訓スライド

レッドフラッグごとに対応する疾患を見える化しました。各レッドフラッグと対応する疾患を黒字で示しています。イメージ作りに役立ててください。

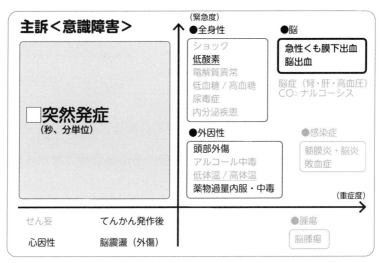

図5　秒、分単位で突然発症した場合、脳血管性病変、低酸素、その他外因性にかなり絞り込める

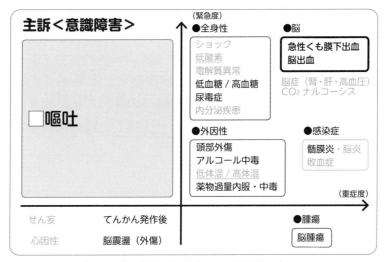

図6　嘔吐があれば、脳血管性病変の可能性が高くなる

病院連絡を聴きながらの思考

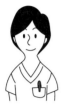

では、先ほどの病院連絡でどのように疾患が絞り込まれるか見てみましょう。『 』で囲んだ文章は病院連絡の内容、▶マークはレッドフラッグを意味します。

○再現音声 「病院連絡」
60歳　男性　主訴＜意識障害と嘔吐＞

忘年会後に店の外に出たところ、突然転倒、その後意識障害が持続、嘔吐あり、頭部に外傷は認めず
既往内服歴：不明
バイタル：意識JCSⅢ－200、血圧210/90、脈拍70回/分、呼吸18回/分、SpO₂ 98%（room）、体温36.3℃

『60歳男性　主訴＜意識障害と嘔吐＞』
▶高齢男性、意識障害、嘔吐

「お、頭（頭蓋内疾患）かな？」とスイッチが入り、その後の病院連絡内容に細心の注意を払います。<u>単に意識障害だけより嘔吐という情報で、瞬時に頭蓋内疾患に絞り込めます。</u>

『忘年会後に店の外に出たところ、突然転倒。その後意識障害が持続、嘔吐あり』

第3回 主訴＜意識障害＞

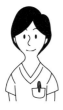

飲酒後の転倒？ 転倒後の意識障害？ 平地での転倒だけで意識障害になる可能性は少ない。嘔吐を伴う意識障害なら、右上の疾患（緊急度・重症度が高い疾患）から考えよう！

『バイタルサイン：意識JCSⅢ－200、血圧210/90、脈拍70回/分、SpO$_2$98％（room）』

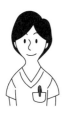

▶ **重症意識障害、血圧高値**
麻痺の所見はないらしい。急性くも膜下出血が濃厚だ！対光反射は刺激になるので、開眼で瞳孔を確認しよう。心肺停止へ移行するリスクも高い。急変時のためのライン確保、採血同時に行い、頭部CTへ行こう。頭蓋内出血があれば、すぐに降圧薬を投与しよう。と考えて降圧薬（カルシウム拮抗薬）をシリンジに詰め、救急車到着を待つこともあります。

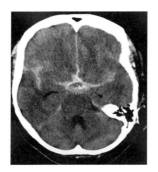

図7 頭部CT：くも膜下出血の所見
くも膜下腔の白色部が出血を示す。

病院到着から診断までの流れ

本症例の診断：急性くも膜下出血

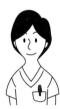
病着後、神経学的所見の評価で麻痺認めず。CT画像にて上記診断。CT室内で直ちに降圧開始、脳動脈瘤評価のため頭部造影CT検査を行いました。脳外科コンサルトし、その後緊急手術となりました。

補足
1、くも膜下出血でGCS6点以下の場合、手術適応なしとなることがあるため、脳外科が遠方にしかない場合は、深昏睡の場合、まず直近2次病院の選定でも良いです。しかし、脳出血であれば脳外科対応が必要となる可能性があります。いずれにしても、診断後に降圧などの処置で安定化を図り、必要があれば脳外科がある病院に搬送という流れもあります。プレホスピタルでは診断がつかないため、また、地域の事情によるため、一律ではありません。
2、大動脈解離からの椎骨動脈解離に急性くも膜下出血を合併することも稀にあるため、初期評価の単純CTで胸部大動脈も評価する施設もあります。意識障害発症前に、胸痛や背部痛の情報があれば、病院連絡の時点で必ず伝えてください。大動脈解離があれば、治療方針が全く変わってきます。

第3回 主訴＜意識障害＞

頭部CTは必須か？

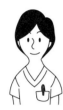

意識障害傷病者の評価に頭部CTが必ずいるか、という問題は、CTがない施設しか直近にない場合、搬送先選定に悩むかと思います。現場状況、意識レベル、患者背景（繰り返す解離性障害での意識消失歴など）によっても判断は変わるので一概には言えませんが、あらかじめ机上シミュレーションで搬送先を想定しておくことが大切です。

最後に、レッドフラッグごとの右上の鑑別疾患（重症度・緊急度が高い疾患）を記します。わからないところだけ見れば結構です。

レッドフラッグと右上疾患の対応

☐初発………今回の意識障害の原因がわかる可能性がある（てんかん発作など）
☐突然発症…急性くも膜下出血、脳出血、ショック、低酸素、頭部外傷、薬物過量内服・中毒
☐冷汗………急性くも膜下出血、脳出血、ショック、低酸素
☐嘔吐………急性くも膜下出血、脳出血、髄膜炎、電解質異常、尿毒症、頭部外傷、アルコール中毒、薬物過量内服・中毒
☐頭痛………急性くも膜下出血、脳出血、髄膜炎・脳炎、頭部外傷、アルコール中毒
☐麻痺………急性くも膜下出血（血腫で脳実質圧迫時）、脳出血、低血糖、頭部外傷
☐増悪………（秒単位）急性くも膜下出血、脳出血、低酸素、頭部外傷／（時間単位）CO_2ナルコーシス、低血糖/高血糖、アルコール中毒、低体温/高体温／（日単位）脳症、髄膜炎・脳炎、敗血症、電解質異常
☐胸痛………大動脈・椎骨動脈解離からの急性くも膜下出血
☐背部痛……大動脈・椎骨動脈解離からの急性くも膜下出血

<記憶に残る症例> シャーロックホームズになれ!?
以前、高齢女性の主訴<意識障害>で、著明な低血糖あり。何度ブドウ糖を投与しても低血糖を繰り返す症例がありました。これは絶対におかしいと考えていたところ、家族から夫病死後、うつ状態だったとの情報がありました。もしやと思い、家族の処方薬を確認したところ、亡くなった夫にインスリン処方歴あり。打ったのでは！と確信しました。ブドウ糖持続点滴で半日以上たち、ようやく意識が回復。本人に確認したところ、夫のインスリン自己注射2本（300単位/本。計600単位！）を自殺目的で皮下注射したとのことでした。患者背景を知ることの大切さを教えてもらった症例でした。

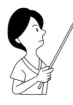

もっちーのこれがポイント！

主訴<意識障害>の主な観察ポイント
レッドフラッグ🚩
☐初発　☐突然発症　☐冷汗
☐嘔吐　☐頭痛　☐麻痺
☐胸痛　☐背部痛
☐増悪（秒、時間、日単位かも重要）
☐発熱

　　既往：高血圧症、糖尿病
○現場状況が重要

第4回　主訴＜体動困難＞
主訴をどうとらえるか？

★　今回の再現音声はこちらです。

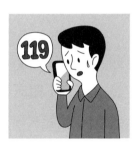 

○再現音声　「要請」

ベテラン救急救命士の頭の中

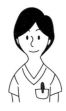
本シリーズでは、毎回主訴別に解説してきました。前作の8主訴と合わせて、計16の主訴とユニバーサル レッドフラッグで救急脳をつくっていきます。疾病についてはこれら16の主訴を押さえておけば、多くの事例に対応できるはずです。

主訴一覧

呼吸困難、一過性意識消失、腰痛・背部痛、めまい、胸痛、頭痛、片麻痺、腹痛（以上8主訴は「救急脳のつくり方」[1]に収載）

意識障害、体動困難、痙攣、下血、吐血、動悸、頸部痛、手足の痛み、特別編としてユニバーサル レッドフラッグ、不搬送事案の確認事項（本書に収載）

16の主訴で大体対応できるんですね。頑張れそうな気がしてきました。
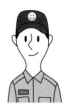

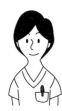
実際には、市民からの通報では主訴がはっきりしないこともありますよね。今回は、主訴のとらえ方について考えてみましょう。これは、本連載の冒頭の5つのステップのステップ①（1頁参照）で、実は一番大切です。
では、要請の内容を聴いてください。

1）望月礼子. 救急隊版エマージェンシー臨床推論　救急脳のつくり方, 東京法令出版, 2022

第4回　主訴＜体動困難＞

○再現音声　「要請」（約20秒）
83歳女性
「朝から元気がなく、動いてくれない」

実際にはこの後もやりとりが続くわけですが、この音声から何を考えますか？

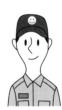
＜元気がない＞＜動けない＞という訴えはよくあります。どうして動けないのか、ぐったりしているのか、痛みがあるのかを聞きたいと思いました。

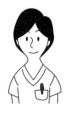
いいですね。通信指令員になったつもりで、どんな情報を確認したいか、隊長さんに聞いてみましょう！

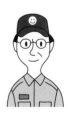
はい、このような事案では、まず心肺停止の評価が鉄則です。具体的には、「呼吸はありますか、呼びかけに反応はありますか」と通報者に確認します。呼吸（B：呼吸）があり、会話ができれば、A：気道、C：循環、D：意識が保たれていると考えます。

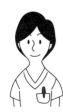
そうですね！　しっかり会話できるということは、脳への循環が保たれているということです。**「呼びかけにいつもどおり反応する」**という１文の意味はとても大きいですね。

51

心肺停止ではないと分かった後は、鑑別疾患として、肺炎や心不全などの可能性を考えながら情報を集めたりします。

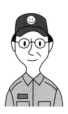

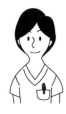

なるほど、そこまで救急脳が出来上がっているわけですね。ありがとうございます！

高齢者は難聴や認知症があったりして、情報集めは困難ですよね。

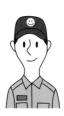

まずはコミュニケーションをとることが大事です。ちなみに、現場評価でほかに情報が絞れない場合は、＜体動困難＞として搬送するのですが、病着後に医師から「採血などいろいろ調べましょう」と家族説明している時点で我々は帰署するという流れが多くて、結局何だったのかなとモヤモヤしたまま終わることが多いです。

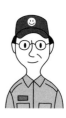

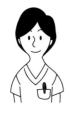

フィードバックが欲しいところですが、短時間では難しいですね。

この通報では、主訴を＜活気がない＞＜体動困難＞のどちらを取るかで、その後の思考が変わると思います。＜活気がない＞ために動けないのか（鑑別疾患：敗血症、肺炎、心不全など）、活気はそこそこあるが動けないのか（鑑別疾患：脳卒中による麻痺、骨折など）により、その後の評価項目も大きく変わります。

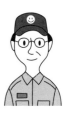

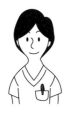

なるほど。主訴〈活気がない〉と主訴〈体動困難〉は違いますね。

入口が違うと、出口が大きく変わると思うんです。そこが面白いと思うんですよ！

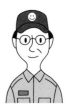

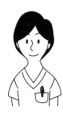

入口と出口ですか。なるほど！　映像として見える気がします。搬送現場では、入口を見つけるところから始まりますからね。搬送先選定の際にも、大事な視点ですね！
では、このあと主訴をどうとらえるか、入口探しについて展開していきます。

主訴をどうとらえるか？

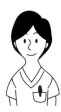
家族からの情報＜元気がない＞＜動いてくれない＞という訴えでは、主訴を医学用語として、どう変換したらいいでしょうか？　また、どちらの訴えから評価したらいいと思いますか？　どちらで迫ったら、有益な情報が得られるか？　という観点で考えてみましょう。

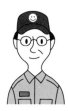
「有益な情報を得られるか」という観点ですね。

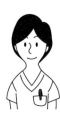
ステップ①は、訴えを医学用語に置き換えることです。「元気がない」は医学用語では＜活気低下＞、「動いてくれない（動けない）」は＜体動困難＞となります。

主訴は、傷病者の訴えのうち一番大きいものです。これには、病態把握において一番適切だという評価者の判断も入ってきます。

第4回　主訴＜体動困難＞

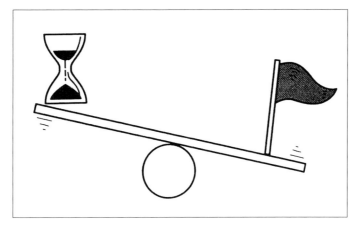

図1　有益な情報とは？[2)]

　情報を集めるのに要する時間よりも、情報の価値が重いとき、それは1分1秒が大切な病院前救護で、直ちに評価する価値がある。

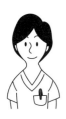
＜活気低下＞は、脱水・貧血・電解質異常・敗血症ほか、いろいろな病態で起こり得る症状です。一方＜体動困難＞は、倦怠感や意識障害で動けないのか、それとも、局所的な問題（麻痺や骨折・外傷など）で動けないのかで迫れば、病態に近づきやすいと考えます。というわけで、今回の傷病者の主訴は＜体動困難＞ととらえることにしました。

救急隊が現場で病態に近づきやすい主訴で考えればいいんですよね。
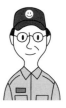

2）望月礼子. 救急隊版エマージェンシー臨床推論　救急脳のつくり方, 東京法令出版, 2022, 5p

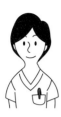

はい。主訴＜体動困難＞で鑑別疾患が浮かばない人は、一番近い病態を含む主訴は何か考えてみてください。参考として、以前、主訴＜意識障害＞の回で提示したアプローチを図2に示します。これまでつくってきた救急脳を使い回すことができます。鑑別疾患が浮かぶ人はちらっと見る程度で結構です。

		疾患名	背景
A	alcohol	急性アルコール中毒	飲酒状況
I	insulin	低血糖・高血糖	糖尿病
U	uremia	尿毒症	腎不全
E	electrolytes	電解質異常	脱水・多飲
	endocrine	内分泌疾患	
	encephalopathy	脳症（高血圧性・肝性など）	既往歴
O	opiate or over dose	薬物過量内服	現場状況（薬袋など）
	oxygen	低酸素血症	窒息・肺炎・肺塞栓
T	trauma	頭部外傷	現場状況（転倒転落など）
	toxin	中毒	多数傷病者、周辺状況
	temperature	低体温・高体温	気温・状況
I	infection	感染症（髄膜炎・脳炎・敗血症）	
P	psychiatoric	精神疾患	既往歴
	porphyria	ポルフィリア	既往歴
S	shock	ショック	感染症、心疾患など
	seizure	痙攣	てんかん発作
	stroke	脳出血・脳梗塞	高血圧
	SAH	くも膜下出血	突然の頭痛・嘔吐
	syncope	失神	意識消失の有無

図2 主訴＜意識障害＞のアプローチ[3]

灰色は、現場では評価困難のため想起は後回しでよいものを意味する。

僕の得意なAIUEO TIPS（アイウエオ チップス）ですね！

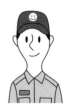

3）望月礼子. 産科エマージェンシー臨床推論, メディカ出版, 2020

第4回 主訴＜体動困難＞

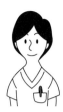
主訴＜意識障害＞の疾患カテゴリーの多くが、＜体動困難＞を呈します。そして、同時に＜活気低下＞も呈します。こんなにたくさんの病態を現場で想起するのは困難ですし、混乱してしまいます。そこで登場するのが、レッドフラッグです！実際に集めるべき情報を考えていきましょう。

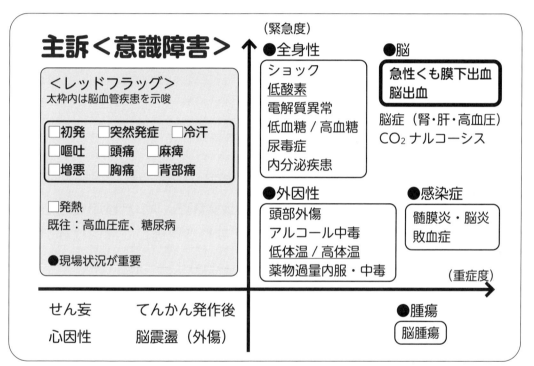

図3　主訴＜意識障害＞の救急隊版二次元鑑別リスト

主訴＜意識障害＞の二次元鑑別リストを参考に掲載します。

ユニバーサル レッドフラッグで評価する！

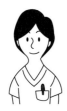

まずは、ユニバーサル レッドフラッグ＊で評価してみましょう。

＊**ユニバーサル レッドフラッグ**
（冷汗、突然発症、安静時持続、増悪）
どの主訴においても普遍的なレッドフラッグで、1つだけでも右上の疾患（緊急度・重症度が高い疾患）、すなわち見逃してはいけない疾患を示します（23頁参照）。

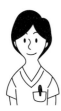

通信指令の段階で、＜体動困難＞の評価で、皆さんは何を聞きますか？「痛いところがありますか？」でしょうか？　体動困難で難しくなるのは、これまでつくってきた救急脳は主に疾病についてでしたが、外傷も病態に含まれるからですね。以下に、迅速な病態把握に役立つ質問を挙げてみました。

- ▷突然発症か？（秒単位なら、血管系か、外傷か）
- 転倒などのエピソードがあったか？
  転倒などのエピソードがあれば、外傷（椎体骨折や大腿骨頸部骨折など）による体動困難が推定されます。
- 動くと痛い部位があるか？
  局所判断に有効な質問。炎症（蜂窩織炎）、深部静脈血栓症も拾える質問。
- ▷安静時持続か？　安静時痛があれば、部位を聞く。
  →これまでの主訴に移行する。（例：主訴＜胸痛＞など）
- ▷冷汗があれば心血管系を考慮し、迅速に搬送する。
- ▷増悪のスピードが早ければ、病態の悪化と考え、迅速に搬送する。

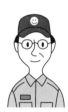

日々実践していましたが、ユニバーサル レッドフラッグでこんなにきれいにまとまるんですね。

レッドフラッグで評価する！

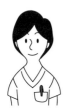

ユニバーサル レッドフラッグの聴取に続いて、動けなくなる病態を想像して、それに関するレッドフラッグで迫りましょう。これまでにつくってきた救急脳の出番です！

＜体動困難＞の原因は幅広いです。頭から爪先まで、解剖学的に考えれば、それぞれの主訴のレッドフラッグが想起できますね。各主訴の二次元鑑別リストを参考にしてください。

頭痛…突然発症、意識障害、四肢のしびれ麻痺
めまい…突然発症、しびれ麻痺
胸痛、背部痛、腹痛…呼吸困難
腰痛、股関節痛…転倒がなかったか
全身性…意識障害のレッドフラッグを参照

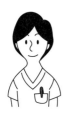

独居や認知症のある傷病者の場合、発症時の詳細が聴取できない可能性があるので、オーバートリアージOKです。

事例の解説

『本症例では、現着までに外傷を想起する情報はありませんでしたが、現着時に左下肢の短縮を認めました。バイタルサインを測りながら、全身評価を続けていきました』

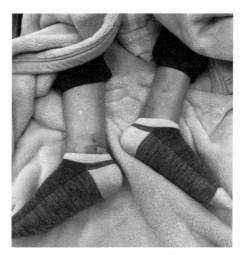

図4　下肢所見　左下肢短縮を認める
　　（別症例。男性）

『布団をめくると、左大腿部に腫脹圧痛を認めました。本人に受傷機転を聴いても言葉が少なく、情報を得られませんでした。同居の息子に詳細を聴いたところ、同日朝、トイレ前で動けなくなっており、家族がベッドに運んだとのこと。その際、「やめてー」と叫んだそうですが、本人が明確な痛み（部位）や受傷機転を語らなかったため、息子は骨折とは思わず、様子を4時間ほどみた後、水も飲まないため救急要請したとのことです。左大腿骨骨折疑いとして病院連絡し、搬送しました』

病院到着から診断までの流れ

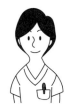
病着後レントゲン、CT画像を試行しました。

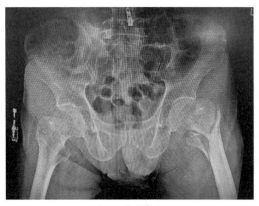
レントゲン

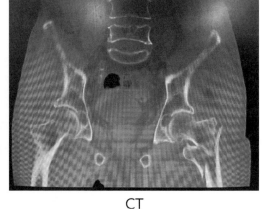
CT

図5 画像所見（図4と同一症例）

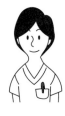
なお、受傷機転不詳のため、頭部CTも試行し、異常所見がないことを確認しました。また、念のため、全身診察で他に外傷や外傷痕がないことも確認しました。<u>高齢者の虐待は疑わないと見逃しやすいです。</u>

本症例の診断　＃左大腿骨骨折（転子間骨折）

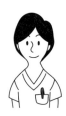
ほか、採血で貧血を認め、翌日、輸血を行いました。
方針：整形外科で待機的手術のため転送となりました。

第4回 主訴＜体動困難＞

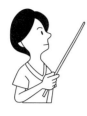

もっちーのこれがポイント！

主訴＜体動困難＞の主な観察ポイント
レッドフラッグ▸
☐突然発症　　☐麻痺・しびれ
☐痛み　　　　☐安静時持続痛　　☐<u>体動時痛</u>
☐呼吸困難　　☐めまい　　　　　☐嘔吐
☐増悪（秒、時間、日単位かも重要）
○体動困難となった場所
○転倒などのエピソード（数日前も含む）

※下線：安静時持続痛が乏しく、激しい体動時痛があれば骨折を示唆する。

第5回　主訴＜痙攣＞
まず確認することは？

★今回の再現音声はこちらです。

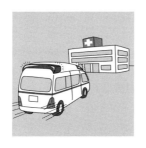 

○再現音声　「要請１」

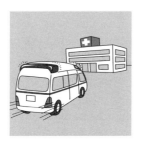 

○再現音声　「要請２」

救急医もっちー　救急救命士　新人救急隊員
３人の会話音声はこちらから⇒

ベテラン救急救命士の頭の中

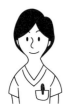
今回のテーマは、成人の主訴〈痙攣〉です。まさに秒単位の対応が、必要な主訴ですね。早速ですが要請の内容を聴いてください。

○通信指令室無線情報
妻からの要請
「夫（32歳男性）がガクガクと痙攣している」

痙攣は、「待ったなし」ですから緊張しますね。
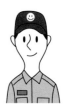

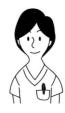
まさに待ったなし！ だからこそ、あらかじめ救急脳をつくっておかなければなりません。まず何を確認しますか？ そして、鑑別疾患は何を考えますか？

第5回 主訴＜痙攣＞

痙攣後の意識消失なら、まずはてんかんの既往を確認したいです。レッドフラッグとしては突然発症か、意識があるかを確認したいです。
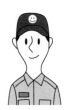

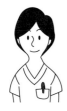
成人は、てんかん発作による痙攣が多いですからね。

でも……痙攣は突然発症だろうし、痙攣中なら意識もないだろうし……聞くだけ無駄でしょうか？
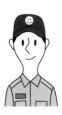

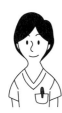
レッドフラッグの重みまで考えたとは、素晴らしい進歩ですよ！

確かに痙攣は突然発症で、痙攣中は意識がないことがほとんどですね（一部、意識のある痙攣発作もある）。では、成人の主訴＜痙攣＞についての考え方を隊長さんに聞いてみましょう！

＜痙攣＞は救急要請で多い主訴です。

通信指令室では、まずは心肺停止を除外するために『呼び掛けたり肩を叩いたりして反応はありますか？』『あなたと目線は合いますか？』『息をするたびに胸やお腹の上がったり下がったりするのがしっかり見えますか？』などと確認します。

さらに、我々の通信指令室では、「意識なし」と判断したら救命救急事案として救急隊と消防隊（PA連携）に指令しています。オーバートリアージを許容して①プレアライバルコール（PAC）で意識回復を確認できる、②現場の傷病者評価で救急隊だけで対応可能と判断できる、となれば消防隊に引き揚げてもらいます。プレアライバルコール（PAC）の確認事項としては、傷病者の『痙攣』に気づいてからの持続時間、今も『痙攣』持続か？　痙攣の始まりの目撃があるか？　痙攣の詳細としては、四肢の動きが左右対称か？　唇や顔など皮膚の色（蒼白やチアノーゼの有無）、口から泡を吹いていないか？　などです。

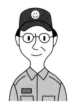

また、我々の組織では、現場に必ず除細動器を携行することになっています。万一持ち込まずに除細動施行の遅延があれば、救急救命士個人の責任となります。

第5回　主訴＜痙攣＞

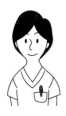
具体的なことまで、ありがとうございました！　ご指摘のとおり、プレホスピタルでは**主訴＜痙攣＞で最大の鑑別は心肺停止**ですね。

主訴＜痙攣＞で最大の鑑別は心肺停止

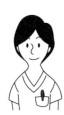
先ほどの通信指令室への要請音声で心肺停止を鑑別にあげられなかった人は、今、脳に刻んでください。心停止直後に＜痙攣＞を呈することがあります。これは「救急救命士標準テキスト」[1]にも明記されています。ただ、痙攣の最中は、意識も呼吸も観察することは、病院ですら困難です。プレホスピタルでは通報者が動揺しているので、一層情報の確認は困難です。そんなとき、何を確認すべきかを以下で掘り下げていきます。

混乱している現場で落ち着いて活動するためにしっかり学びたいです。
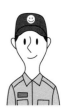

1）改訂第10版救急救命士標準テキスト, へるす出版, 2021

主訴＜痙攣＞の鑑別疾患

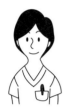

では、主訴＜痙攣＞鑑別疾患について考えてみましょう。
まずは、定義から[1]。

広義の痙攣：骨格筋の発作性の急激な不随意収縮
狭義の痙攣：上記の中で、脳細胞の異常な興奮に起因するもの

痙攣重積発作：5分以上持続、繰り返す痙攣

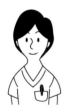

次に、鑑別疾患を原因別に考えてみましょう。
図1は主訴＜痙攣＞の鑑別疾患を救急でおなじみのABCDE's アプローチでまとめてみました。救急脳づくりの参考にしてください。

脳細胞に負荷をかける要因を考える
○A(Airway)　　　：窒息→低酸素
○B(Breathing)　　：低酸素
○C(Circulation)　：致死性不整脈（心停止直後）
　　　　　　　　　　大動脈解離、急性くも膜下出血など突然死を来す疾患も含む
○D(中枢神経障害)：脳出血（特に皮質下出血）、脳腫瘍、頭部外傷、てんかん発作、
　　　　　　　　　　アルコール離脱
＊（小児）熱性痙攣、（妊婦）子癇発作
○E(Exposure)　　：重症熱中症、低体温症
○全身性　　　　　：低血糖・高血糖、電解質異常、中毒、肝/腎不全など

図1　主訴＜痙攣＞の鑑別疾患アプローチ

1) 改訂第10版救急救命士標準テキスト, へるす出版, 2021

第5回　主訴＜痙攣＞

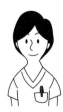
図1を参考に成人の疾病という設定で、主訴＜痙攣＞の鑑別疾患とレッドフラッグを二次元鑑別シート（図2[2]）に5分間で書き出してみましょう。アウトプットしてから読まないと、インプットは不十分となります。1分でもいいので書き出してみましょう！

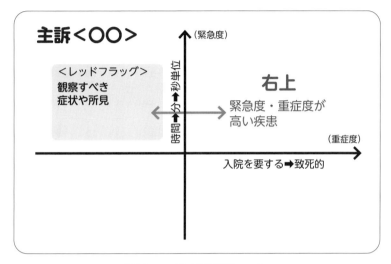

図2　二次元鑑別シート

2）望月礼子. エマージェンシー臨床推論, 日経BP社, 2019

救急医の頭の中

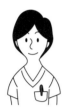
では、救急医の頭の中、二次元鑑別リストを見てみましょう。図3は医師版なので、軽く眺めるだけで結構です。

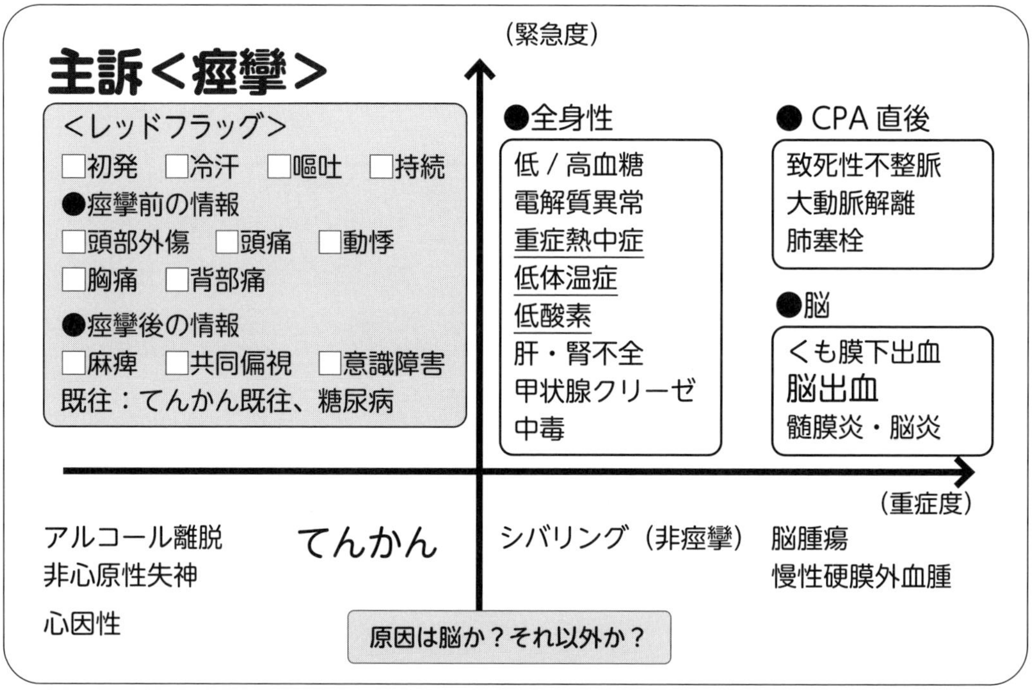

図3 主訴＜痙攣＞の二次元鑑別リスト改訂

外傷や小児患者では特殊な疾患もあるので、「成人の疾病（非外傷）の救急搬送で何を考えるか」という設定で研修医の教育用に考えた鑑別リスト。

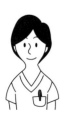
図3[3]は医師版の二次元鑑別リストでした。主訴＜痙攣＞は疾患数が多いですが、医師も常に全てを念頭にあげるのではなく、緊急性が低い疾患は後で考えます。主訴＜痙攣＞の鑑別疾患ではバイタルサインが鍵となる疾患（下線）が多いのも特徴です。

3）望月礼子. 産科エマージェンシー臨床推論, メディカ出版, 2020

第5回 主訴＜痙攣＞

緊急性が高い疾患から考えるわけですね！

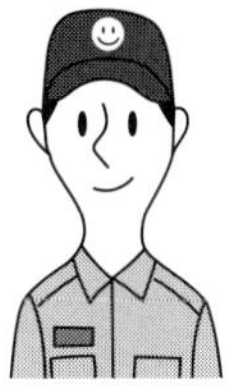

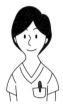

現場で判断できない鑑別疾患を多数あげるのは時間の無駄です。救命すべき疾患の搬送遅れにつながります。そこで、救急隊版の二次元鑑別リストとして、救急隊が現場で念頭にあげるべき疾患を図4に黒字で示しました。

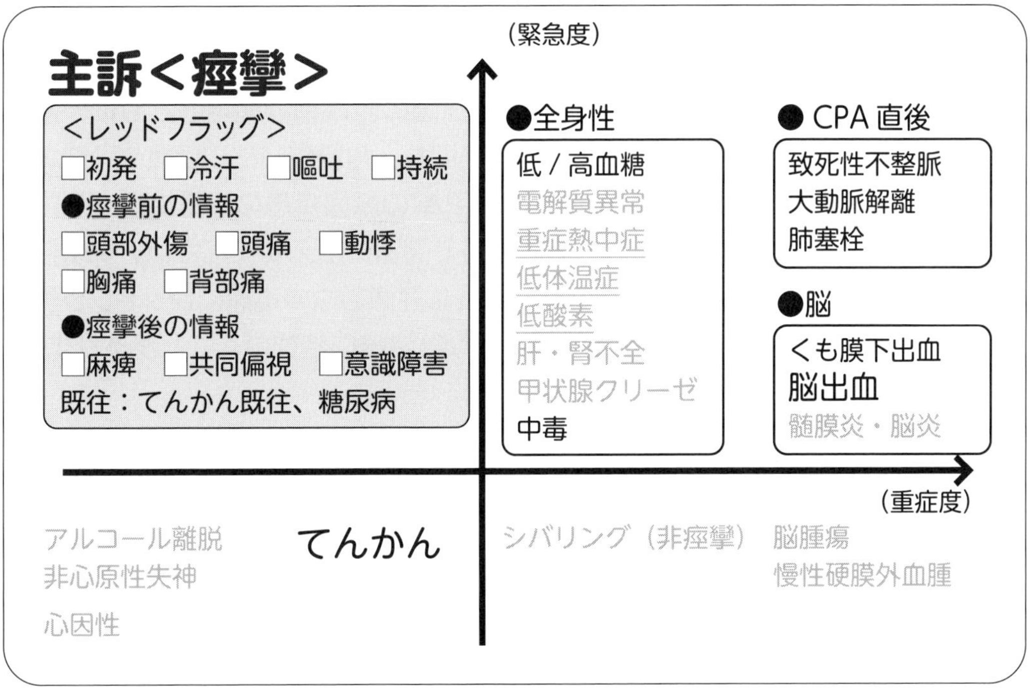

図4 主訴＜痙攣＞の救急隊版二次元鑑別リスト

救急隊が念頭にあげるべき疾患を黒字で示した。現場で鑑別できない疾患や、鑑別を想起しても選定先や車内対応が変わらない疾患は灰色で示した。まずは、右上（緊急度・重症度が高い疾患）をインプットすることが大切である。

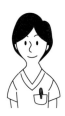
医師版（**図3**）より、かなり疾患が減りました。なお、妊婦の痙攣では右上疾患として子癇発作があるため、てんかん既往があっても産科のある高次医療機関への搬送が望ましいです。妊婦の痙攣のときは、必ず子癇発作も想起してください。ただし、妊婦高血圧からの脳出血で痙攣ということもあるので、麻痺や瞳孔所見も評価しましょう。詳細は産科版書籍を参照してください[3]。

わかりました。
妊婦の痙攣時は、脳外科と産科のある病院を選定します。
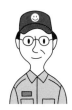

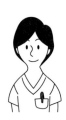
現場でCPAなら、胸骨圧迫の口頭指導開始とともに、搬送先を選定します。その際にも、痙攣直前に□頭痛や□胸痛□背部痛の情報があればCPAの原因疾患の想定に役立ちますので、可能なら病院連絡で簡潔に伝えてください。現場接触時CPAでなければ、急変に注意しつつ迅速にレッドフラッグを聴き取ることで病院選定・治療に結びつくことがあります。

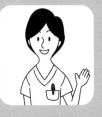

もっちーからのアドバイス！
予兆のない痙攣は重症度が高いと考える。

痙攣は大抵突然発症なので、突然発症をレッドフラッグの項には書きませんでした。しかし、「他の症状（発熱、意識障害、摂食不良など）がない突然発症（前触れのない痙攣）」は、重症度が高い疾患から想起しましょう。

3）望月礼子. 産科エマージェンシー臨床推論, メディカ出版, 2020

第5回 主訴＜痙攣＞

レッドフラッグ特訓スライド

レッドフラッグごとに対応する疾患を見える化しました。
イメージ作りに役立ててください。これは典型例です。レッドフラッグは痙攣前後どちらで生じても重要な意味を持つので、痙攣後意識が戻った際には、直ちに確認してください。その後意識レベルが下がって聞き取れなくなることもあるためです。

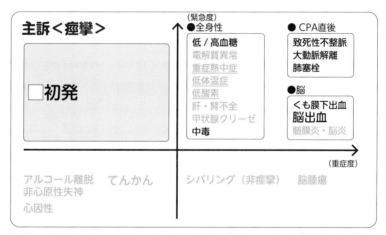

図5　初発なら、てんかんの可能性が減る。右上疾患から考える。

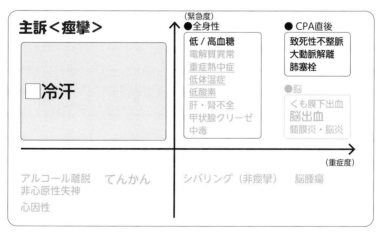

図6　冷汗があれば急変（CPAへの移行）に備える。

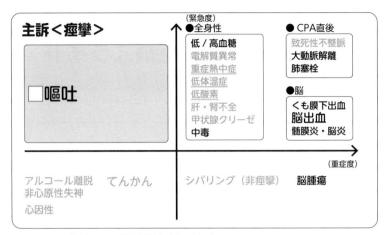

図7　嘔吐があれば気道管理に注意。

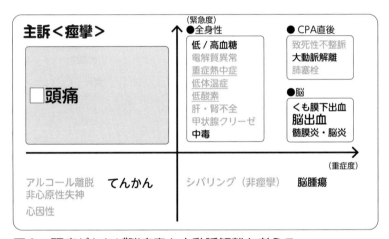

図8　頭痛があれば脳疾患と大動脈解離を考える。

第5回　主訴＜痙攣＞

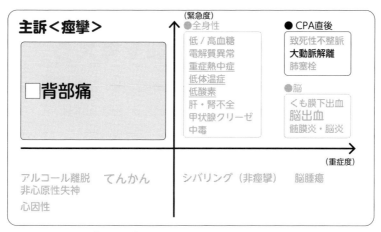

図9　背部痛があれば大動脈解離を考える。

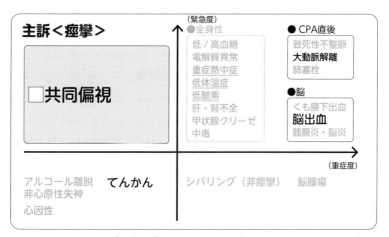

図10　共同偏視があれば、大動脈解離からの脳梗塞・脳出血も考える。

通信指令員の使命を考える

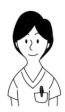
次に2つの要請（再現音声）を聴いて、通信指令員の使命について考えてみましょう。

○再現音声　「要請1」
32歳男性　主訴＜痙攣＞　通報者：妻
「夫（32歳男性）がガクガクと痙攣している」

通信指令室	通報者
「意識はありますか？」	― ないです！ないです！
「呼吸は普段どおりに見えますか？」	― 分かりません！助けて！早く来てください！
「てんかんと言われたことはありますか？」	― いいえ、ありません！早く来て！
「痙攣が止まった後で結構ですので、意識と呼吸が普段どおりでなければ、心臓マッサージを開始してください。心臓マッサージを習ったことはありますか？……」	― そんな、いや〜（混乱）（泣き叫ぶ）
「もしもし、もしもし……」	―（返事なし）

第5回　主訴＜痙攣＞

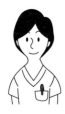
救急車が出場したことを伝えなかったこと、心臓マッサージという言葉で通報者がパニックになってしまいましたね。ではもう１つ、要請の音声を聴いてください。

○再現音声　「要請2」
32歳男性　主訴＜痙攣＞　通報者：妻
「夫（32歳男性）がガクガクと痙攣している」

通信指令室	通報者
「意識はありますか？」	― ないです！ないです！
「呼吸は普段どおりに見えますか？」	― 分かりません！助けて！早く来てください！
「（落ち着かせるトーンで）<u>すでに救急隊はお宅に向かっています。電話は切らずにスピーカーにしてください。</u>できますか？」	― はい、スピーカーにしました。
「痙攣が止まったら、意識と呼吸を見てください。普段どおりでなければ、心臓マッサージを開始します。心臓マッサージを習ったことはありますか？……」	― 教習所で昔……。あ、痙攣が止まりました！
「痙攣が止まったんですね。<u>落ち着いて、呼吸の様子を見てください</u>」	― 呼吸はありますが、顎が上がってなんだか変です！

（胸骨圧迫の口頭指導へ続く）

我々は、常に通報者を落ち着かせることも心掛けて活動しています。最初からゆっくりと会話していると、「何ぐずぐずしてるんだ！」というお叱りの声も時にあがります。なので、最初は相手の話すスピードに合わせて対応しながら、徐々にブレーキをかけていくという方法を使ったりもしています。

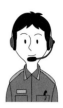

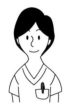

なるほど〜。相手を見る！　ということなんですね。実に奥が深い！　通信指令員になるには、やはり教育が必要だと感じました。

通信指令員によってそれぞれテクニックがあり、みんな日々研さんしています。

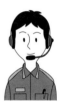

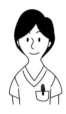

要請2なら、傷病者は迅速な胸骨圧迫開始で救命できる可能性がありますが、要請1だと、救える命も救えなくなりますね。通信指令員の責任の大きさを感じました！

病院到着からその後の経過まで

現病歴詳細

「10月某日就寝中、午前2時頃、頭と両足を上げるように痙攣していることに隣で寝ていた妻が気付いた。痙攣開始時間は不明。直ちに救急要請した。痙攣は5分程度持続。その後、下顎呼吸を認めたため、CPRを開始した。救急隊到着時、CPRは有効と判断された。頸動脈触知せず、下顎呼吸10回/分、病院搬送中に除細動3回施行後、病着直前に自己心拍再開した。」

自己心拍再開後の車内バイタルサイン
JCS Ⅲ-300、血圧162/82、脈拍115回/分・整、いびき様呼吸 20回/分、SpO$_2$ 100%（10LRM）、体温36.2℃
橈骨動脈脈触良好

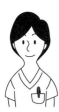

病院到着後、気管挿管、人工呼吸・低体温療法開始。循環器科にコンサルト。両側瞳孔散大を認めましたが、バイスタンダーCPR有効であり、脳機能予後に期待して大学病院に転送しました。入院2日目、筋弛緩薬と鎮静終了、その後覚醒し、離握手・開閉眼の指示が入りました。麻痺や痙攣なく、抜管。入院3日目、心臓カテーテル検査で問題認めず。その夜Vfあり。蘇生に成功。その後、循環器で再度精査し、埋め込み型除細動器適応と判断されました。入院10日目、独歩退院。神経学的異常所見認めず完全社会復帰、血圧コントロール、禁煙指導の方針となりました。

本症例の診断　＃心肺停止直後の痙攣
　　　　　　　＃（原因）急性心筋梗塞による致死性不整脈

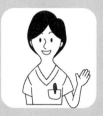

もっちーからのアドバイス！
病態が近い主訴がないか考える

実は主訴＜痙攣＞の鑑別疾患は、主訴＜一過性意識消失＞の鑑別疾患とかなり重複します[4]。痙攣は狭義には脳細胞の異常な興奮により起こりますが、この原因が脳の虚血であるとすると一過性意識消失を来すこともあるため、鑑別リストで共通する鑑別疾患が多数あるわけです。
主訴ごとに毎回新しい鑑別疾患をゼロから考えるのではなく、まずはこれまでにつくってきた救急脳（二次元鑑別リスト）から、病態が近い主訴がないかを考えるということが有効です。

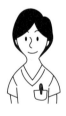

最後に、レッドフラッグごとの右上の鑑別疾患（緊急度・重症度が高い疾患）を記します。分からないところだけ見れば結構です。

4）望月礼子. 救急隊版エマージェンシー臨床推論　救急脳のつくり方, 東京法令出版, 2022, 37p

第5回 主訴＜痙攣＞

レッドフラッグと右上疾患の対応

- □初発…………今回の痙攣の原因（てんかん、アルコール離脱など）が分かる可能性があるので手早く確認する
- □持続…………低/高血糖、電解質異常、肝・腎不全、甲状腺クリーゼ、中毒
- □冷汗…………致死性不整脈（急性冠症候群、大動脈解離、肺塞栓症などが原因のものも含めて）、低血糖
- □嘔吐…………急性くも膜下出血、脳出血、髄膜炎・脳炎、大動脈解離、肺塞栓症、低/高血糖、中毒
- □頭部外傷……（今回の痙攣による外傷がないか、体表を評価する）
- □頭痛…………（分・秒単位で痙攣発症）大動脈解離、急性くも膜下出血、脳出血
  （日時間単位で痙攣発症）低血糖、髄膜炎・脳炎
- □動悸…………致死性不整脈
- □胸痛…………致死性不整脈、急性冠症候群、大動脈解離、肺塞栓症
- □背部痛………大動脈解離
- □麻痺…………大動脈解離（からの脳梗塞・脳出血）、脳出血
- □共同偏視……脳出血（大動脈解離の合併含む）
- □意識障害……（分・秒単位で発症）急性くも膜下出血、大動脈解離
  （日時間単位で発症）髄膜炎・脳炎

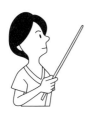

もっちーのこれがポイント！

主訴＜痙攣＞の主な観察ポイント
レッドフラッグ▶
□初発　□持続　□冷汗　□嘔吐
●痙攣前の情報：□頭部外傷　□頭痛　□動悸
　　　　　　　　□胸痛　□背部痛
●痙攣後の情報：□麻痺　□共同偏視　□意識障害
既往：てんかん既往、糖尿病
　既往歴などから可能性が上がる疾患。ただし、常に右上疾患から考えること。
　妊婦…子癇発作、てんかん既往…てんかん発作、糖尿病…低/高血糖、心因性…心因性の痙攣

第6回　主訴＜下血＞
突然発症の腹痛と下血は、これ！

★　今回の再現音声はこちらです。

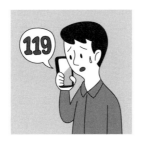 

○再現音声　「要請」

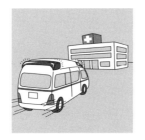 

○再現音声　「病院連絡」

定義

「下血」：血液が肛門から出ること。血混じりの便、血液のみも下血という。

「血便」：形状のある便に血液が混じった状態をいう。下血の中に血便が含まれる。

救急医もっちー　救急救命士　新人救急隊員

3人の会話音声はこちらから⇒

ベテラン救急救命士の頭の中

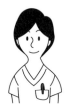

今回は主訴＜下血＞です。下血のレッドフラッグを特訓して、適切な病院選定、そして病着までの時間短縮を目指しましょう！

〇再現音声「要請」（約20秒）
　「36歳女性　本人からの通報（苦しそうな声で）」
すみません。救急車をお願いします。
あの、お腹が急に痛くなって、すごく痛くて
あの、段々下痢だったのが、あの、血が混じって
真っ赤っ赤なんです。お願いします。

女性の腹痛は苦手です……便をした後の下血なら、痔かもと思いました。

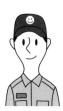

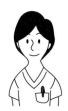

硬い便で排便時の腹痛があり、痔出血と考えたんですね。それは却下ですね。下痢の後の下血と言っていますから。

第6回 主訴＜下血＞

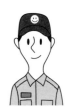
あ、確かにそうですね！

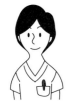
下血なら産婦人科の疾患の可能性は下がると言えます。では隊長さんはどのように考えますか？

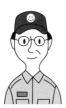
若い女性なら腹痛、下痢、下血の訴えでも、妊娠の有無については現場で簡単に確認し、妊娠の情報があれば真っ先に病院に伝えます。「大切なことだから聴きますが」「皆さんに聴いていることですが」等の枕詞を付けて聴いています。

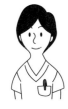
まず妊娠の有無を確認するのは大事ですね。

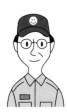
以前、高齢者で下血として消化器内科に搬送した傷病者が、膣からの出血だったという事例がありました。現場観察では出血部位の観察まではしないので、判断は難しいと感じました。

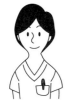
そうですね。では主訴〈下血〉の救急脳をつくりましょう。このシリーズ第1弾『救急脳のつくり方』の主訴〈腹痛〉[1]と比較するとさらに深く学べます。

1）望月礼子. 救急隊版エマージェンシー臨床推論　救急脳のつくり方, 東京法令出版, 2022

主訴＜下血＞の鑑別疾患

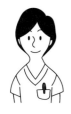

では、主訴＜下血＞の鑑別疾患について考えてみましょう。

○**大血管**：（稀）大動脈からの穿孔出血（食道など）
○**上気道**：鼻出血、口腔内出血
○**上部消化管**（食道・胃・十二指腸）：食道静脈瘤破裂、潰瘍／腫瘍出血
○**下部消化管**（小腸・大腸〜肛門）：潰瘍／腫瘍、虚血性大腸炎、大腸憩室出血、大腸動静脈奇形、炎症性腸疾患（潰瘍性大腸炎・クローン病）、痔出血
●**下血でなく、性器出血の場合の鑑別疾患**：異所性妊娠破裂、他産科急変、腟出血

図1　主訴＜下血＞の解剖学的アプローチ

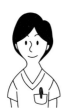

図1は、主訴＜下血＞の鑑別疾患を解剖学的にまとめたものです。救急脳づくりの参考にしてください。
ここで大事なのは、出血がどこからかを確認するということです。この確認というのは、観察するということではなく、傷病者に聴いて特定するということです。

例えば、「排便時に便に血が混じるんですね？」「腟からの出血ではありませんね」などと、傷病者に分かりやすく聞けばよいのです。認知症で答えられないときは評価が難しくなりますが、その年齢では妊娠関連の性器出血ではないので、緊急度は低く、現場での出血源の観察は不要といえます。

第6回 主訴＜下血＞

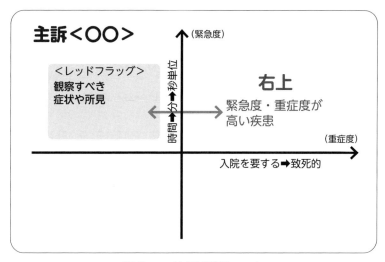

図2 二次元鑑別シート

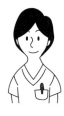

図1を参考に成人の疾病という設定で、主訴＜下血＞の鑑別疾患とレッドフラッグを二次元鑑別シート（図2）に5分間で書き出してみましょう。

救急医の頭の中

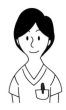

では、救急医の頭の中、おなじみの二次元鑑別リストを見てみましょう。図1の疾患を含めてつくりました。図3は医師版なので、軽く眺めるだけで結構です。

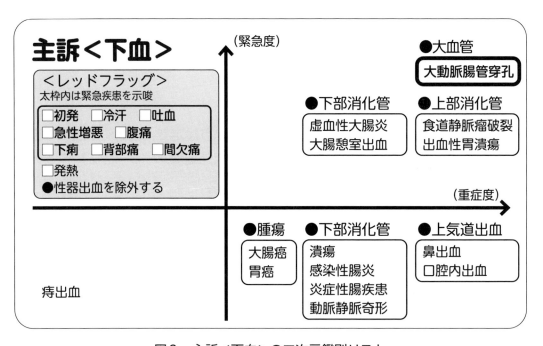

図3　主訴＜下血＞の二次元鑑別リスト

外傷や小児患者では特殊な疾患もあるので、「成人の疾病（非外傷）の救急搬送で何を考えるか」という設定で研修医の教育用に考えた鑑別リスト。血管性、臓器別、悪性腫瘍で考える。女性器疾患に注意する。救急の始めの1時間で見落としてはいけない疾患を厳選して示した。

第6回 主訴＜下血＞

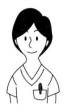
救急隊が現場で念頭にあげるべき疾患を図4に黒字で示します。かなりすっきりしましたね。

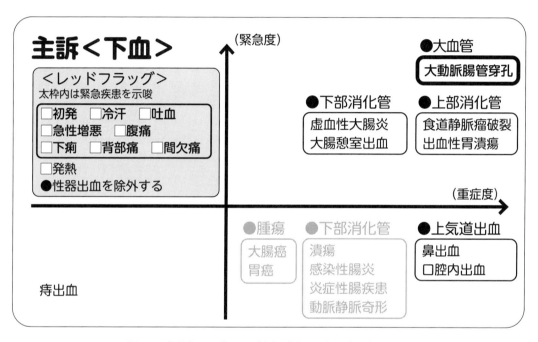

図4 主訴＜下血＞の救急隊版二次元鑑別リスト

救急隊で知っておくべき疾患を黒字で示す。現場で鑑別できない疾患や、鑑別を想起しても車内対応や病院選定が変わらない疾患は灰色で示した。まずは右上（緊急度・重症度が高い疾患）をインプットすることが大切である。

レッドフラッグ特訓スライド

レッドフラッグごとに対応する疾患を見える化しました。イメージ作りに役立ててください。

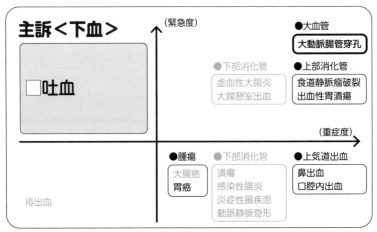

図5　主訴＜下血＞では、吐血をまず確認する。

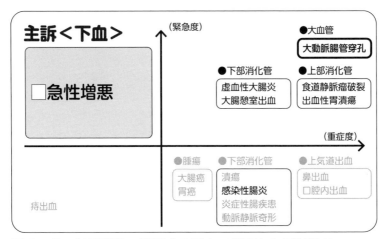

図6　分、時間単位で増悪する下血で鑑別をしぼり込む。

第6回 主訴＜下血＞

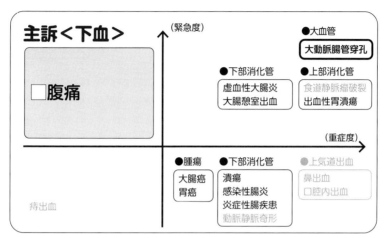

図7 腹痛がないことで食道からの出血の可能性が上がる。

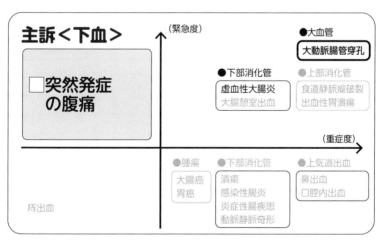

図8 突然発症の腹痛で、右上疾患の中でもしぼり込める。

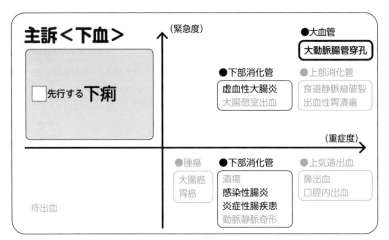

図9　先行する下痢があれば、まず下部消化管疾患を考える。

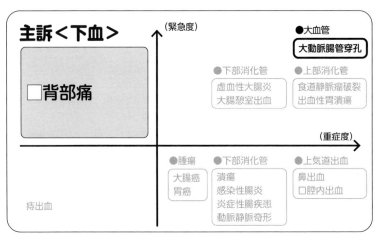

図10　下血前に背部痛があれば、大動脈の腸管穿孔を考える（極稀）。急激な腹部膨隆、腹痛、吐下血となり致死的。

病院連絡を聴きながらの思考

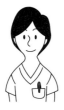

最後に冒頭の病院連絡を聴いた救急医がどのように考えたかを記します。『　』で囲んだ文章は病院連絡の内容です。

○再現音声　「病院連絡」

36歳女性　主訴＜腹痛＞

1時間前から左下腹部痛と吐き気、下痢があり、その後激痛となり、血便も認めたため、救急要請となりました。既往・内服はありません。搬送まで10分です。

意識清明
血圧120/70、脈拍78回・整、呼吸16回/分、SpO₂ 98%、体温36.5℃

『36歳女性　主訴＜腹痛＞』

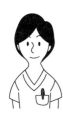

女性の腹痛。来院後、妊娠の有無は評価しよう。

『1時間前から左下腹部痛と吐き気、下痢』『その後激痛となり、血便も認めた』

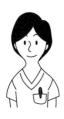

突然発症、増悪、血便
突然発症の左下腹部痛。激痛への急性増悪なら、血管性（絞扼性イレウスも含め）を考えるが、排便があるなら腸管の通過は問題ないので、可能性は低い。頻度が高いのは大腸憩室出血だが激痛になるだろうか？

『意識清明、血圧120/70、脈拍78回・整、呼吸16回/分、SpO₂ 98％、体温36.5℃』

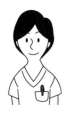

ショックではない。発熱もない。

病院到着前の鑑別疾患　＃上部消化管出血又は感染性腸炎

第6回　主訴＜下血＞

病院到着から診断までの流れ

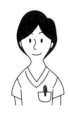 　その後の経過です。

＜来院時所見＞
徒歩で救急車から降りる。顔面蒼白なし。
バイタルサイン：車内とほぼ同じ。
歩行時に一歩一歩で腹部に響く感じはないとのこと（腹膜刺激症状なし）。
吐血なし。
最終月経：月経は2週間前。いつもどおり終わったとのこと。
性器出血なし。妊娠反応検査せず。
腹部：腸雑音亢進減弱なし。平坦・軟・圧痛は左側にあるが、局在はっきりしない。反跳痛なし。

便の性状について聴取：初め茶色下痢から、腹痛増強後の排便後、赤い血が紙につき、その後鮮血が増えた。現在、粘液混じりのドロッとした赤い便（茶色便なし）になったとのこと。大腸粘膜の出血と考えた。

痛みの性状について聴取：痛みは安静臥床時に突然（秒、分単位）で始まり、初めは生理痛程度であったが、次第に増強。20～30分程度の間欠痛であったが周期性というよりは便意があってトイレに行った際に生じる、排便前後の痛み。初めの痛みから1時間程度で激痛となり、下血も来した。腹痛はこれまでに体験したことのない激痛で、トイレでうめいてしまうほどであったとのこと。

主訴＜下血＞　▶ 突然発症、下血・腹痛増悪

最終診断　#虚血性大腸炎

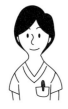

病態は、腸管の虚血（例えば心筋梗塞の腸版）でした。典型的な症状は突然発症の腹痛、下痢、下血（鮮血）です。経口摂取不良のため細胞外液点滴1L、帰宅、保存的に経過観察となりました。その後腹痛と下血は2日目がピークで徐々に改善。腸の安静を図り、後日、悪性腫瘍の精査も含めて大腸内視鏡施行の方針。

病歴、特に痛みと便の性状の変化で診断がつく症例でした。一分一秒を争う救急では、このように救急隊からの病院連絡が診断方略を立てる大きな助けになります。病院選定のために、レッドフラッグ対応表（図5～10）を意識して日々の業務でスキルアップを目指してください。

最後に、レッドフラッグごとの右上の鑑別疾患（重症度・緊急度が高い疾患）を記します。分からないところだけ見れば結構です。

レッドフラッグと右上疾患の対応

□初発……………………今回の下血の原因がわかる可能性があるので、まず確認する
□冷汗……………………激痛やショック、大動脈腸管穿孔
□吐血……………………食道静脈瘤破裂、出血性胃潰瘍、大動脈腸管穿孔
□急性増悪………………右上疾患全て
□腹痛……………………出血性胃潰瘍、虚血性大腸炎、大腸憩室出血、（女性は性器出血でないことを確認する。鑑別は異所性妊娠破裂、妊娠関連疾患）
□突然発症の腹痛………虚血性大腸炎、大動脈腸管穿孔
□下血に先行する下痢…虚血性大腸炎、大動脈腸管穿孔
□背部痛…………………大動脈腸管穿孔
□間欠痛…………………腸管運動による痛み（虚血性大腸炎、大腸憩室出血＋腸重積症も考慮）
□発熱……………………大腸憩室出血（＋憩室炎）

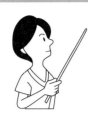

もっちーのこれがポイント！

主訴＜下血＞の主な観察ポイント
レッドフラッグ▶
☐初発　　　☐冷汗　　　☐吐血
☐急性増悪　☐腹痛　　　☐下痢
☐背部痛　　☐間欠痛
☐発熱

第7回 主訴＜吐血＞
吐血は消化器内科選定でいい？

★今回の再現音声はこちらです。

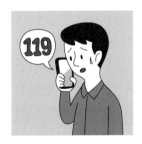 

○再現音声　「要請」

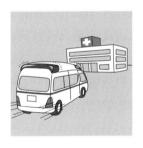 

○再現音声　「病院連絡」

救急医もっちー　　救急救命士　　新人救急隊員

3人の会話音声はこちらから⇒

ベテラン救急救命士の頭の中

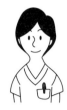
今回は主訴＜吐血＞です。前回は主訴＜下血＞でしたね。＜吐血＞と＜下血＞は似て非なるものです。病態の違いを考えながら理解を深めていきましょう！　ところで吐血で何かエピソードはありますか？

吐血は怖いですね。以前、肝硬変の傷病者が救急車内で大量に吐血してびっくりしたことがあります。吸引してもどんどん血が湧いてきて、細いカテーテルでは吸いきれず、先端のカテーテルを外して吸引ホースで吸引しました。車内で失血死してしまうんじゃないかとハラハラしました。
もちろん、内視鏡ができる病院を選定しました。
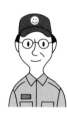

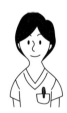
あー、食道静脈瘤からの大出血ですね。目に浮かびます！以前同期の医師が内視鏡止血術の見学をしていて、ズボンに大量の血を浴びたと嘆いていました。車内は比較にならないくらい大変ですよね。食道静脈瘤は肝硬変（B,C 型肝炎の成れの果てなど）で起こるので、感染にも注意が必要です。

吐血なら、消化器内科がある病院を選定すればいいから、あまり悩まないですよね？
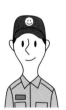

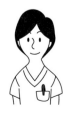
お、意見が出ました！　さあ、皆さんはどう考えますか？では、主訴＜吐血＞の救急脳を一緒につくりましょう！

救急医の頭の中

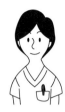
まず、救急医は＜吐血＞と聞いたら、まず病着後に＜喀血＞ではないことを確認します。
吐血と喀血の違い、わかりますか？

えーと喀血は……。あれ!? 改めて聞かれると答えられません。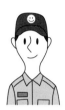

> 吐血：口から血を吐くこと（消化管からの出血に限らない）
> 喀血：下気道からの出血

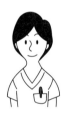
なぜ、喀血かどうかを確認するかというと、喀血なら肺結核を見逃せないからです。肺結核は空気感染するので想定しないと、各種検査や入院で院内感染を起こす危険性があり、要注意です。救急隊も救急車という閉鎖空間で傷病者に接するので要注意ですよね。

結核...怖いですね。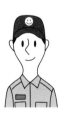

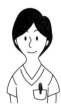
今回は主訴〈吐血〉ですから、〈喀血〉の疾患としては**結核**だけインプットしてください。
＜吐血＞として搬送された患者で、実は＜喀血＞だったということがあります。違いを聞き取る簡単な質問がありますが、皆さん現場でどうしていますか？

質問1　「咳は出ますか？　毎回咳が出るのと同時に血が出るんですか？」
YES のとき、喀血と考える。ただし、血の垂れ込みでむせて咳き込むこともある。
質問2　「咳が出ないときは、血は出ないんですね？」
この 2 つの質問に YES ならば、喀血としてよい。そして、車内で結核を想定して N95 マスクの装着をする。

質問だけで分かるんですね！　メモしておきます。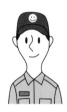

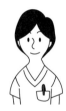 では主訴＜吐血＞の鑑別疾患について考えてみましょう。まずは、前回解説した主訴＜下血＞のアプローチを**図1**に示します（88頁）。このうち、＜吐血＞を呈するものはどれでしょうか？

○**大血管**：（稀）大動脈からの穿孔出血（食道など）
○**上気道**：<u>鼻出血、口腔内出血</u>
○**上部消化管**（食道・胃・十二指腸）：<u>食道静脈瘤破裂、潰瘍／腫瘍出血</u>
○**下部消化管**（小腸・大腸〜肛門）：潰瘍／腫瘍、虚血性大腸炎、大腸憩室出血、大腸動静脈奇形、炎症性腸疾患（潰瘍性大腸炎・クローン病）、痔出血
●**下血でなく、性器出血の場合の鑑別疾患**：異所性妊娠破裂、他産科急変、腟出血

図1　主訴＜下血＞の解剖学的アプローチ

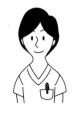 ＜吐下血＞を呈する疾患を下線で示しました。

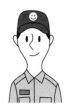

全て当てはまる…とかはないですよね？

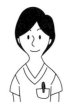

はい。下部消化管の出血では、大量でない限り＜吐血＞は呈しません。
もちろん性器出血は吐血にはなりませんね。

○**大血管**：（稀）大動脈解離術後の食道穿孔
○**上気道**：鼻出血、口腔内出血
○**上部消化管**
　食道：食道静脈瘤破裂、マロリー・ワイス症候群
　胃・十二指腸：潰瘍・Cushing潰瘍、良性腫瘍・癌
●除外すべきは　＜喀血＞

図2　主訴＜吐血＞の解剖学的アプローチ

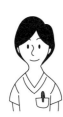

図2は主訴＜吐血＞の鑑別疾患を解剖学的にまとめたものです。救急脳づくりの参考にしてください。
Cushing潰瘍からの出血ということもあります。
Cushing潰瘍は、中枢神経障害（脳卒中、脳腫瘍、頭部外傷など）に合併する急性胃十二指腸粘膜病変（ストレス性の潰瘍）です。脳卒中の3％が消化管出血を起こし、うち半数が重篤だったという報告もあります[1]。

＊**Cushing潰瘍のメカニズム**
　精神的ストレス、身体的ストレス
　　→自律神経・ホルモン因子
　　→胃粘膜血流低下など
　　→急性胃粘膜病変
　　→上部消化管出血を呈することがある。

---

1) Davenport RJ, Dennis MS, Warlow CP. Gastrointestinal hemorrhage after acute stroke. Stroke 1996;27:421-424

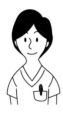
では図2を参考に成人の疾病という設定で、主訴＜吐血＞の鑑別疾患とレッドフラッグを二次元鑑別シート（図3）に5分間で書き出してみましょう。疾患は図2を見ながら、主にレッドフラッグについて考えてみてください。

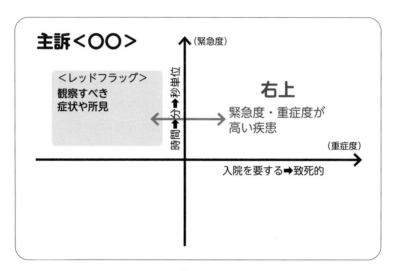

図3　二次元鑑別シート

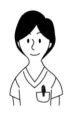
では救急医の頭の中、おなじみの二次元鑑別リストを見てみましょう。

第7回　主訴＜吐血＞

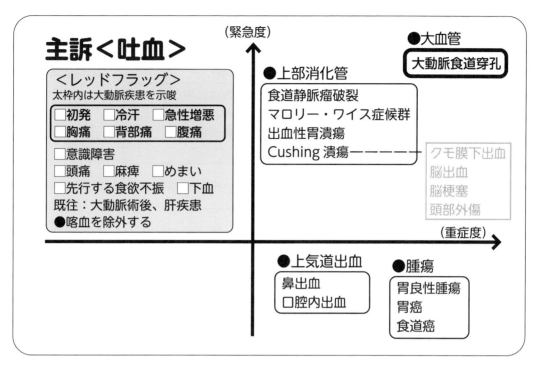

図4　主訴＜吐血＞の二次元鑑別リスト

外傷や小児患者では特殊な疾患もあるので、「成人の疾病（非外傷）の救急搬送で何を考えるか」という設定で研修医の教育用に考えた鑑別リスト。Cushing潰瘍を来し得る頭蓋内疾患を灰色で示しました。

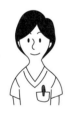

このうち、救急隊が現場で念頭にあげるべき疾患を次（図5）に黒字で示します。すっきりしますね！

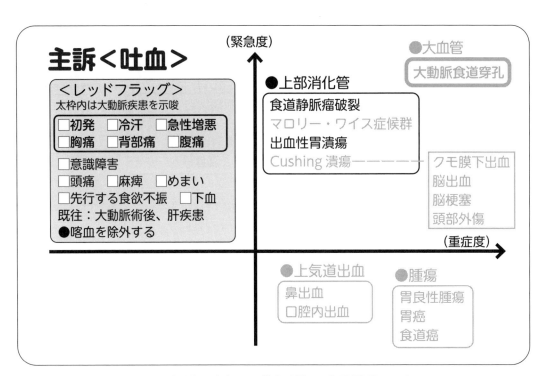

図5 主訴＜吐血＞の救急隊版二次元鑑別リスト

救急隊が念頭にあげるべき疾患を黒字で示す。現場で鑑別できない疾患や、鑑別を想起しても車内対応や病院選定が変わらない疾患は灰色で示した。まずは、右上（緊急度・重症度が高い疾患）をインプットすることが大切である。

まず2つ考えればいいんですね。すっきりしました！

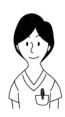

吐血か喀血か判断がつかないとき、病院連絡でその旨を伝えてください。
吐血の傷病者の搬送では、上気道閉塞が起きないように安全確保しつつ、レッドフラッグで頭痛や麻痺などを確認し、もし認めれば頭蓋内疾患による吐血の可能性を考えてください。病院連絡では、頭痛や麻痺があれば、セカンドコールで知らせてください。

頭痛と麻痺をしっかり評価することが大切ですね。

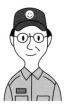

第7回 主訴＜吐血＞

レッドフラッグ特訓スライド

レッドフラッグごとに対応する疾患を見える化しました。
イメージ作りに役立ててください。

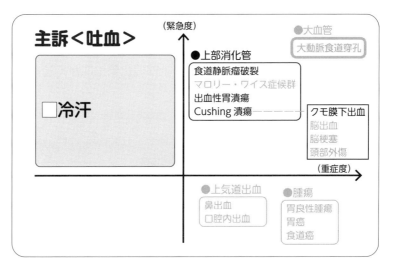

図6 バイタルサインが安定していても、冷汗があれば右上疾患と考える。病院連絡でも伝える。

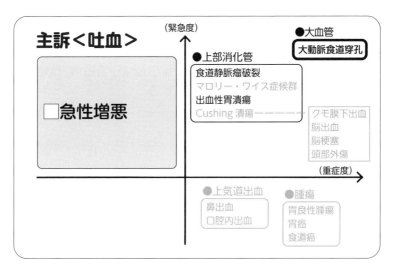

図7 大量吐血が持続するとき、ショックへの移行に備える。

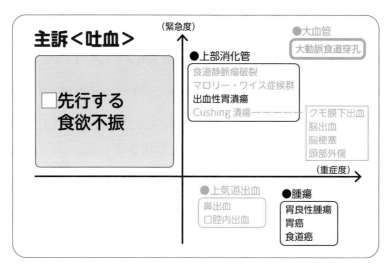

図8 先行する食欲不振があれば、上部消化管出血が持続していた可能性がある。

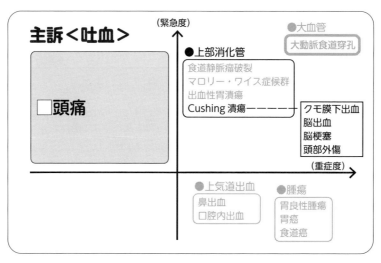

図9 頭痛があれば頭蓋内疾患によるCushing潰瘍の可能性が高い。脳外科がある病院を選定する。

第7回 主訴＜吐血＞

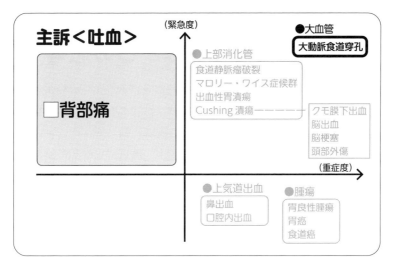

図10　突然発症の吐血では、背部痛も確認する。背部痛があれば大動脈疾患を考える。

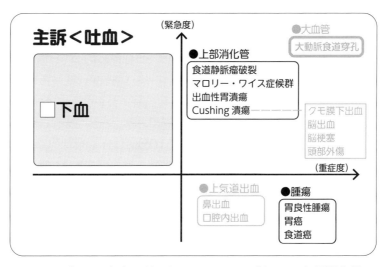

図11　下血では疾患は絞り込めないことが多い。上部消化管の大量出血時、下血は鮮血のことがある（胃で酸化される時間が短いため）。

病院連絡を聴きながらの思考

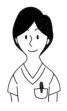

では、最後に通常どおり、冒頭の病院連絡を聴いた救急医がどのように考えたかを記します。『 』で囲んだ文章は病院連絡の内容です。

○再現音声 「病院連絡」
71歳女性　主訴＜吐血＞

夕食後、横になっていたところ、22時頃から心窩部不快感と嘔気が出現、トイレで吐血が2回あり、救急要請。
既往：狭心症、高血圧ほか
吐血は今回初めて、肝疾患や胃潰瘍の既往なし。
内服はバイアルピリンほか多数。搬送まで10分。
バイタルサイン：意識清明、脈拍数72回/分・整、呼吸数18回/分、SpO₂ 96％、血圧120/70、体温37.0℃

『71歳女性　主訴＜吐血＞　心窩部不快感と嘔気』
『22時頃から心窩部不快感と嘔気が出現、トイレで吐血が2回』

突然発症の吐血。消化管出血か？

『既往：狭心症、高血圧ほか』

第7回　主訴＜吐血＞

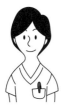
抗血小板薬内服はあるだろうか？

『意識清明、脈拍72回/分・整、呼吸18回/分、SpO₂ 96％、血圧120/70、体温37.0℃』

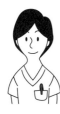
ショックではない。

病院到着前の鑑別疾患　＃吐血、上部消化管出血疑い

病院到着から診断までの流れ

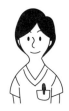

さて、その後の経過です。

<来院時所見>

顔面蒼白なし。
バイタルサインは車内とほぼ同じ。
2回目の吐血時は、めまいもありました。

構音障害や、体幹失調なく、吐血は来院後に認めませんでした。
消化器内科コンサルト。貧血なく、造影CTで上部消化管に活動性の出血は認めず、待機的に上部内視鏡検査を施行する方針で入院。
入院3日目、上部内視鏡検査では逆流性食道炎を認めるのみでした。腹部CTで特記所見なく、逆流性食道炎による出血と考え、制酸剤（プロトンポンプインヒビター）投与で経過をみる方針となりました。
めまいについては、入院後改善傾向ではあったものの、頭部挙上でめまいの訴えが持続、軽度の構音障害を認めました。入院5日目に頭部CTで小脳出血を認め、脳神経外科転科となりました。

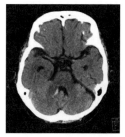

最終診断　#右小脳出血　（画像が見られます）

最終診断　#小脳出血、Cushing潰瘍による吐血

第7回 主訴＜吐血＞

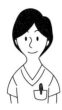

めまいの評価不足による見逃し症例でした。安静時も持続するめまいは精査が必要です。
担当した若手医師は、「吐血は必ずしも消化管疾患によるものとは限らない」との認識を深め、様々な疾患の可能性と全身を観なければということを学びました。
一分一秒を争う救急では、レッドフラッグの活用が大切です。病院選定のためにも、レッドフラッグ対応表（図6〜11）を意識して日々の業務でスキルアップを目指してください。

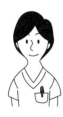

最後に、レッドフラッグごとの右上の鑑別疾患（重症度・緊急度が高い疾患）を記します。分からないところだけ見れば結構です。

レッドフラッグと右上疾患の対応

- □初発……今回の吐血の原因がわかる可能性があるので、まず確認する
- □冷汗……出血性ショックや激痛、食道静脈瘤破裂、出血性胃潰瘍
- □急性増悪……食道静脈瘤破裂、出血性胃潰瘍、（稀）大動脈食道穿孔
- □胸痛……出血性胃潰瘍
- □背部痛……（稀）大動脈食道穿孔
- □腹痛……出血性胃潰瘍、（稀）大動脈食道穿孔
- □意識障害……出血性ショック、Cushing潰瘍
- □頭痛……Cushing潰瘍
- □麻痺……Cushing潰瘍
- □先行する食欲不振……出血性胃潰瘍
- □下血……吐血全てが時間経過で下血を呈する可能性あり

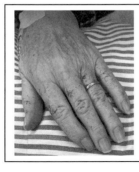

参照　患者を観る！
●手指に付着した黒色吐物
　現場で吐物の観察ができなくても、上部消化管出血を考える。

（カラーで見られます）

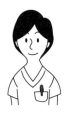
最後に。稀な大動脈の食道穿孔を鑑別に挙げた理由は以前背部痛で搬送され、その後腹部激痛となり吐血で亡くなった症例が私の脳に深く刻まれているからです。各自の経験により、救急脳がつくられますが、その一例として記しました。

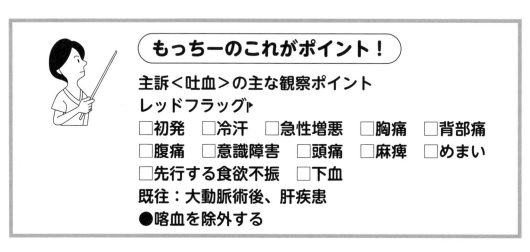

もっちーのこれがポイント！

主訴＜吐血＞の主な観察ポイント
レッドフラッグ▶
☐初発　☐冷汗　☐急性増悪　☐胸痛　☐背部痛
☐腹痛　☐意識障害　☐頭痛　☐麻痺　☐めまい
☐先行する食欲不振　☐下血
既往：大動脈術後、肝疾患
●喀血を除外する

第8回　主訴＜動悸＞
動悸で初期評価すべき所見は？

★ 今回の再現音声はこちらです。

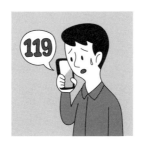 

○再現音声　「要請」

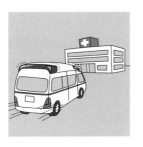 

○再現音声　「病院連絡」

救急医もっちー　救急救命士　新人救急隊員

3人の会話音声はこちらから⇒

ベテラン救急救命士の頭の中

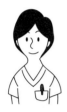
今回は主訴＜動悸＞です。動悸の定義は、「普通には自覚されない心臓の鼓動を前胸部に感じる不快感」です。その内容には、強く打つ感覚（心悸亢進）、速く打つ感覚、脈が飛ぶ感覚などが含まれます[1]。何か、動悸のエピソードはありますか？

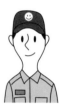
ランニングでドキドキしますが、これは普通に自覚するので病気ではないですよね。

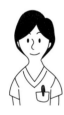
はい！　それは普通に自覚する鼓動ですね。その動悸は、運動による生理的な反応で、心拍出量の増大（強い心収縮と心拍数の増加）によります。休息で改善し、その後消失すれば問題ありません。

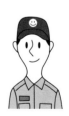
以前、喘息発作で気管支拡張薬＊を初めて吸入した直後に、バクバクと動悸がしてびっくりしたことがあります。

＊メプチンエアー®、β2刺激薬、プロカテロール

1）改訂第9版救急救命士標準テキスト下巻. pp681, へるす出版, 2016

第8回　主訴＜動悸＞

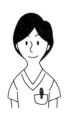
その動悸は、薬剤の副作用ですね。はっきりした原因があって、数分でおさまれば救急要請しないですよね。一般的に、傷病者が救急要請するのは、思い当たる原因がなく、いつもと違うと不安に感じるときです。なので、常に見逃してはいけない疾患を念頭に挙げて、傷病者を観察しましょう。では、隊長さんに主訴＜動悸＞についての考え方を聞いてみましょう！

主訴＜動悸＞は、＜胸痛＞よりなじみがありませんが、見逃してはいけない疾患は、心筋梗塞や致死性不整脈だと思います。
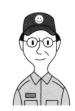

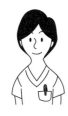何かエピソードはありますか？

記憶に刻まれた傷病者がいます。50歳男性で、動悸がすると救急要請がありました。接触時、顔面蒼白と冷汗があり、心疾患を想定し座位保持で三次病院へ搬送しました。途中、心電図波形で明らかな異常は認めませんでした。病着後、十二誘導心電図検査の際に、医療スタッフがフラットにした途端Vfに移行し、その後蘇生に反応なく、亡くなりました。病院まで注意深く搬送したのに本当に悔しかったです。
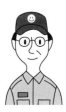

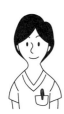
そんなことがあったのですね。十二誘導心電図は座位でとれますから、体位変換は慎重にすべきでした。生きるか死ぬかという、瀬戸際を扱う職種だということを、関わる皆が認識しないといけないですね。顔面蒼白、冷汗はショック徴候なので、その所見があれば共有したい。そんな想いで、レッドフラッグの普及に取り組んでいます。

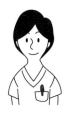
では、主訴＜動悸＞の救急脳をつくっていきましょう！まず、要請の内容を聴いてください。病院連絡音声はまだ聴かないでください。
何を考えますか？

○再現音声1「要請」（約40秒）
　　30代　男性　主訴＜胸が苦しい＞
胸の痛みや息苦しさは？→特になし
きっかけは？
→トイレに行ったあとから急にバクバクしだした。走ったあとのように苦しい。

若いので、精神的なものでしょうか？
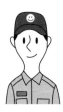

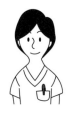
初めから心因性を考えるのは、危険です。どんなときも、見逃してはいけない疾患から考える習慣をつけましょう。

はい。「常に右上から考えよ」ですね。
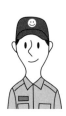

第 8 回　主訴＜動悸＞

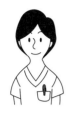
そうです！では隊長さんお願いします。

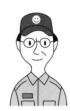
「走った後みたいに苦しい」という言葉から、明らかに何かあると感じます。しかも突然発症ですね。心疾患から考えたいです。

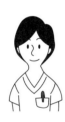
そうですね！　通信指令のやり取りで胸痛はなく、主訴＜動悸＞と絞り込み、そして、突然発症、動悸の程度も強いことが分かりました。トイレは排便で力んだ後か、など気になるところですが、これは現場で聴取すればいいでしょう。さて、皆さんがプレアライバルコール（PAC）するとしたら、ほかにどんな情報を聴きたいですか？　考えてみてください。これも臨床推論です。

主訴＜動悸＞の鑑別疾患

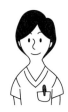

では、主訴＜動悸＞の救急脳づくりの第一歩です。主訴＜動悸＞は、どのような疾患がありますか？　時間がある人は5分、時間がない人でも30秒は考えてみてください。

心　　臓；<u>致死性不整脈（VT*、Vf*、SSS*、他）、徐脈（右室梗塞、高カリウム血症）</u>、頻脈（脈ありVT、PSVT）
　　　　　Af（心房細動）、弁膜症、心不全、<u>急性冠症候群、肺塞栓症</u>
全身性；発熱、貧血、低血糖、甲状腺疾患
その他；薬剤性、更年期障害、飲酒、入浴
心因性；ストレス、不安、緊張など
※下線は急変リスクが高い疾患
*VT：無脈性心室頻拍、pulseless ventricular tachycardia
　Vf：心室細動、ventricular fibrillation
　SSS：洞不全症候、sick sinus syndrome

図1　主訴＜動悸＞の解剖学的アプローチ

　主訴＜動悸＞となる疾患を、解剖学的に分類して挙げてみました。＜動悸＞を呈する疾患は主には①心疾患ですが、それだけでなく②全身性の疾患（貧血や甲状腺疾患など）、③その他（薬剤性や飲酒・入浴後など状況によるもの）、そして④心因性に大きく分かれます。下線の疾患は緊急度・重症度が高く、目の前で心停止に移行し得る疾患です。これら見逃してはいけない疾患の特徴を知ることで、三次選定（救急・循環器内科対応）を迅速に決定することができます。

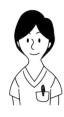

では、図1を参考に成人の疾病という設定で、主訴＜動悸＞の鑑別疾患とレッドフラッグを二次元鑑別シートに5分間で書き出してみましょう。レッドフラッグ（現場での観察項目）について、特に考えてみてください。

第8回 主訴＜動悸＞

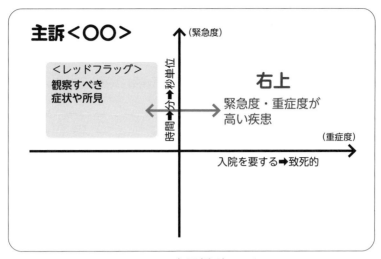

図2　二次元鑑別シート

救急医の頭の中

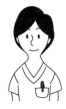

救急医の頭の中、おなじみの二次元鑑別リストを見てみましょう。**図3**は医師版なので、気楽に眺めてください。

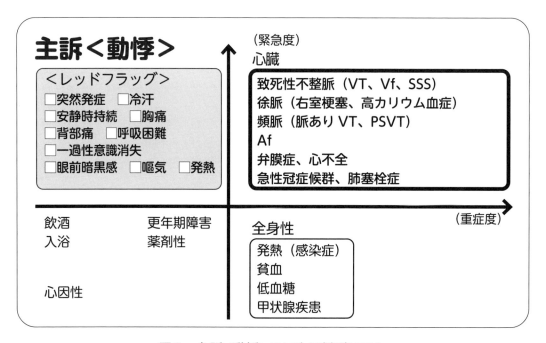

図3　主訴＜動悸＞の二次元鑑別リスト

「主訴＜動悸＞で成人の疾病（主に非外傷）の救急搬送で何を考えるか」という設定で、研修医の教育用に考えた鑑別リスト。

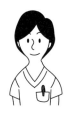

現場で判断できない鑑別疾患を、現場で多数想起するのは時間の無駄となるだけでなく、救命すべき疾患の搬送遅れにつながります。そこで、救急隊版の二次元鑑別リストとして、救急隊が現場でまず念頭にあげるべき疾患を厳選し**図4**に黒字で示しました。

第8回 主訴＜動悸＞

主訴＜動悸＞

＜レッドフラッグ＞
- □突然発症　□冷汗
- □安静時持続　□胸痛
- □背部痛　□呼吸困難
- □一過性意識消失
- □眼前暗黒感　□嘔気　□発熱

（緊急度）

心臓
- 致死性不整脈（VT、Vf、SSS）
- 徐脈（右室梗塞、高カリウム血症）
- 頻脈（脈ありVT、PSVT）
- Af
- 弁膜症、心不全
- 急性冠症候群、肺塞栓症

（重症度）

飲酒　　更年期障害　　全身性
入浴　　薬剤性　　　　発熱（感染症）
　　　　　　　　　　　貧血
　　　　　　　　　　　低血糖
心因性　　　　　　　　甲状腺疾患

図4　主訴＜動悸＞の救急隊版二次元鑑別リスト

救急隊が知っておくべき疾患を黒字で示した。まずは右上（緊急度・重症度が高い疾患）をインプットすることが大切である。

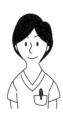

もちろん全身性の疾患も大切ですが、救命のためには現場では右上の疾患に集中して情報を集め、搬送先選定を迅速に行うことが大切です。なので、診断をつけるのではなく、<u>心疾患の拾い上げに全力を注ぐという意味で右下の疾患は灰色表記としました。医師も、初めは心疾患の除外をし、その後ゆっくり検査を追加して右下の疾患を精査するというやり方で進めます。</u>

まずは心疾患の拾い上げからですね。

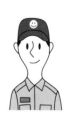

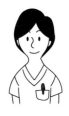

はい。主訴＜動悸＞の鑑別では、近づきながらまず見て（重症感、顔面蒼白、意識レベル、冷汗）、接触時に触りながら（冷汗のしっとり感）、胸痛の有無を確認したいです。
レッドフラッグは、特に　□秒単位の突然発症　□冷汗　□安静時持続　□胸痛　□呼吸困難　□一過性意識消失が鍵になります。入浴中、飲酒中など傷病者の現場背景によって聴取の順は変化しますが、上記のレッドフラッグはどんなときでも聴取したい内容です。聴取の順番もイメージできるようになれば達人レベルです！

レッドフラッグを聴き取る順番も大切なんですね。
僕も達人になって、一人でも多くの傷病者を救いたいです！

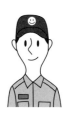

レッドフラッグ特訓スライド

レッドフラッグごとに対応する疾患を見える化しました。
イメージづくりに役立ててください。
今回は、レッドフラッグの組合せでどのように絞り込めるか、視覚化しました。

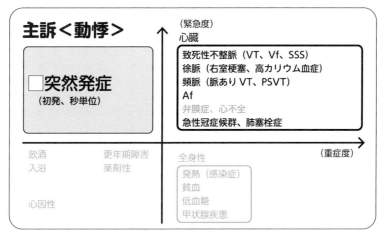

図5　秒単位の突然発症なら、心疾患を考える。何をしていた時に発症したかを聴き取る。

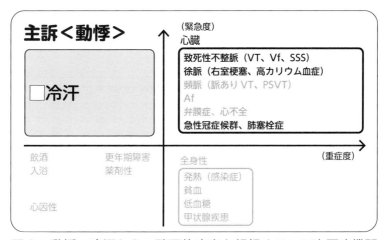

図6　動悸＋冷汗なら、致死的疾患を想起する。三次医療機関選定し、車内心電図をとる。

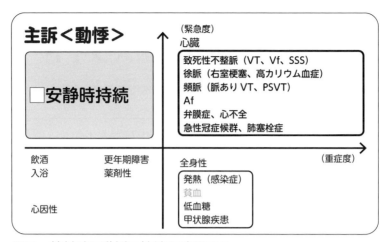

図7　接触時に動悸の持続を確認する。

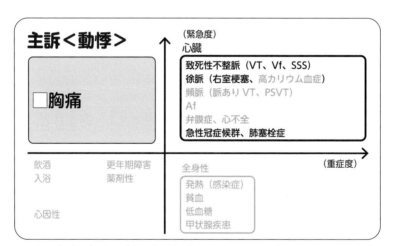

図8　胸痛があれば主訴＜胸痛＞に変更して考える。

第8回 主訴＜動悸＞

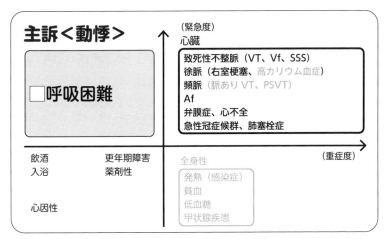

図9 呼吸困難は胸部症状として同時に訴えることも多い。

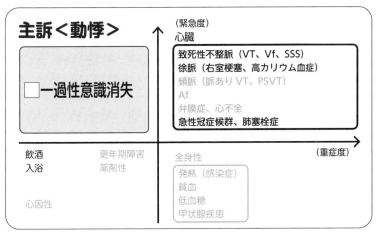

図10 一過性意識消失があれば、主訴＜一過性意識消失＞に変更して考える。

病院連絡を聴きながらの思考

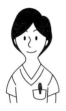

次に病院連絡の音声を聴いてください。どのように疾患が絞り込まれるか、見てみましょう。『 』で囲んだ文章は病院連絡の内容、▶マークはレッドフラッグを意味します。では、音声を聴いてください。

○再現音声 「病院連絡」
30歳 肥満男性 主訴＜動悸＞

2週間前に右下腿骨折でギプス装着し、自宅で経過観察中。本日、朝トイレ歩行後から動悸があり救急要請。「走った後のように苦しい」。胸部の不快感と冷汗あり。
既往歴：高血圧
内服歴：降圧薬
バイタル：意識清明、体温37.0℃、血圧140/90、脈拍132回/分、呼吸18回/分、SpO₂ 97%（4LDM）

『30歳 肥満男性 主訴＜動悸＞』

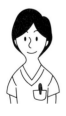

若い男性の動悸。何だろう？ 肥満は意味があるのか？

『下腿骨折、ギプス装着中、歩行後の突然発症の動悸』

第8回 主訴＜動悸＞

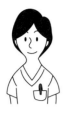
▶ 突然発症、骨折後の発症
秒単位の発症か。ということは、血管性の疾患の可能性が高い。
骨折＋歩行後の突然発症＋動悸＝肺塞栓症が典型的。

『走った後のように苦しい』 『胸部不快感、冷汗あり』

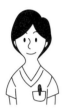
▶ 激しい動悸、胸部不快感、冷汗
本物だ！　まず、心疾患の除外をしよう。来院前に、採血、心電図、心エコーの準備をして、スタッフを集めよう。

病着後、心臓エコーで右室拡大所見あり。ギプス装着している右下腿の痛みあり、造影CT検査で下記診断となった。「走った後のように苦しい」という患者の言葉そのままを伝えることで、程度が伝わることもあるという症例でした。

本症例の診断　#肺塞栓症

肺塞栓症のリスクファクター[2]
肥満、骨折、安静臥床、ギプス固定、脱水、妊婦、悪性腫瘍など
＊下線は症例の傷病者に認めたリスク

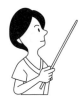

> **もっちーのこれがポイント！**
>
> 主訴＜動悸＞の主な観察ポイント
> レッドフラッグ▶
> 　□突然発症　　□冷汗　　□安静時持続　　□胸痛
> 　□背部痛　　□呼吸困難　　□一過性意識消失
> 　□眼前暗黒感　　□嘔気　　□発熱
>
> 確認すること（プレホスピタルでは時間があれば聴取でよい）
> ・突然死の家族歴（遺伝性致死性不整脈や心筋梗塞を示唆）

2）肺血栓塞栓症および深部静脈血栓症の診断，治療，予防に関するガイドライン（2017年改訂版）．p7
https://js-phlebology.jp/wp/wp-content/uploads/2019/03/JCS2017_ito_h.pdf

第9回　主訴＜頸部痛＞
安静時激痛を呈する疾患は？

★ 今回の再現音声はこちらです。

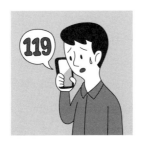 

○再現音声　「要請」

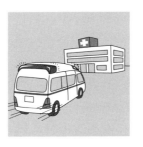 

○再現音声　「病院連絡」

救急医もっちー　救急救命士　新人救急隊員
3人の会話音声はこちらから⇒

ベテラン救急救命士の頭の中

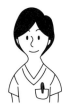
今回は主訴＜頸部痛＞です。早速ですが、要請の内容を聴いてください。病院連絡音声はまだ聴かないでください。

〇再現音声1「要請」（約30秒）
　　主訴「首が痛い」
基礎疾患や内服薬は？
→特になし

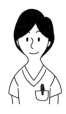
さて、要請の音声からどのように考えますか？

頸部痛だと、外傷が原因と考えますが、外傷歴がないならどう考えていいのか分かりません。
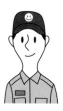

第 9 回　主訴＜頸部痛＞

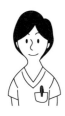
そうですね。確かに主訴＜頸部痛＞は、内因性疾患の主訴として多くはないですね。でも、見逃してはいけない疾患が複数あります。では、隊長さんの意見を聞いてみましょう。

<u>救急要請ということなので、寝違えた痛みなどではなく、強い痛みであると考えます。</u>
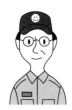

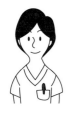
なるほど。強い痛みだと想像するんですね。

はい。そして外傷がないとすると、まずは急性くも膜下出血を考えます。突然の後頭部痛が典型ですが、これを頸部痛と訴えることもあります。痛みの部位（後ろか、左右どちらか）を聞いて、次に突然発症か、そして嘔気嘔吐も確認したいです。
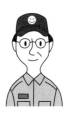

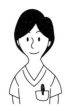
さすが、隊長さん。状況を想像することが第一歩ですね。そして、一番見逃してはいけない疾患から考える。これは救急脳の鉄則ですね。では、それ以外に見逃してはいけない疾患も含めて、救急脳をつくっていきましょう！

主訴＜頸部痛＞の鑑別疾患

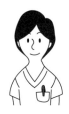

では、主訴＜頸部痛＞で鑑別疾患について考えてみましょう。

頭蓋内
- **血管**：<u>急性くも膜下出血</u>
- **感染症**：髄膜炎（頭痛）

頭蓋の外
- **血管**：<u>椎骨動脈解離、大動脈解離、頸髄硬膜外血腫</u>
- **関連痛**：急性心筋梗塞
- **頸部軟部組織感染症**：扁桃周囲膿瘍　他
- **頸椎**：頸椎骨折（外傷）、頸椎症・椎間板ヘルニア
　　　　CDS（Crowned dens syndrome、頸椎環軸関節偽痛風）

※下線は突然発症する内因性疾患（秒分単位）

図1　主訴＜頸部痛＞の解剖学的アプローチ

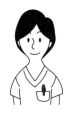

図1は、主訴＜頸部痛＞の鑑別疾患を解剖学的にまとめたものです。救急脳づくりの参考にしてください。下線の疾患は、血管病変です。秒分単位で発症するのが特徴です。

秒(分)単位で発症は怖い疾患ばかりですね。

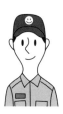

第9回 主訴＜頸部痛＞

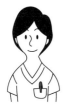
では、**図1**を参考に成人の疾病という設定で、主訴＜頸部痛＞の鑑別疾患とレッドフラッグを二次元鑑別シートに5分間で書き出してみましょう。疾患は**図2**を参考にして、主にレッドフラッグについて考えてみてください。

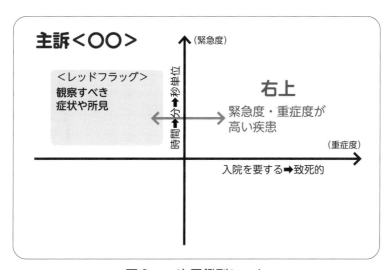

図2　二次元鑑別シート

救急医の頭の中

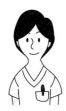
救急医の頭の中、おなじみの二次元鑑別リストを見てみましょう。**図3**は医師版なので、まずは気楽に眺めてください。

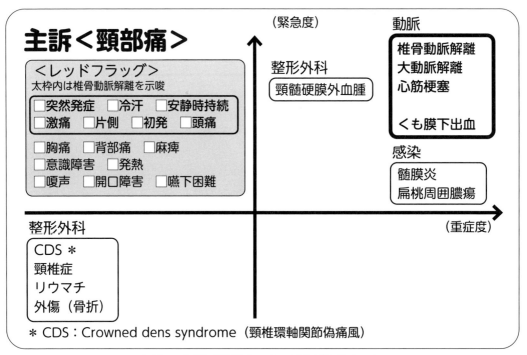

図3　主訴＜頸部痛＞の二次元鑑別リスト

外傷や小児患者では特殊な疾患もあるので、「成人の疾病（主に非外傷）の救急搬送で何を考えるか」という設定で研修医の教育用に考えた鑑別リスト。

第9回　主訴＜頸部痛＞

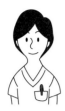
主訴＜頸部痛＞は、内因性疾患では緊急度・重症度が高い疾患が複数あるので、まとめてみました。
主訴＜頸部痛＞の鑑別には、レッドフラッグ　□突然発症が鍵になります。秒単位の発症なら、脳血管の病変から考えます。日単位で進行なら、感染症や炎症性病変を考えるなど、目安ですがかなり絞れます。会話ができるときには、迅速に冷汗、安静時持続、片側、頭痛、胸痛、背部痛などのレッドフラッグを聴き取ることが大切です。

発症の仕方でこんなに絞れるんですね。
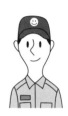

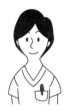
椎骨動脈解離が、血管外に出血をきたすと急性くも膜下出血となることがあり、急速に意識レベルが低下し死に至ることもあり、接触時に片側痛か聴取が必要です。今回は、外傷も含めて二次元鑑別リストをつくりました。
現場で判断できない鑑別疾患を多数想起するのは時間の無駄となるだけでなく、救命すべき疾患の搬送遅れにつながります。そこで、救急隊版の二次元鑑別リストとして、救急隊が現場で念頭に上げるべき疾患を厳選し、図4に黒字で示しました。

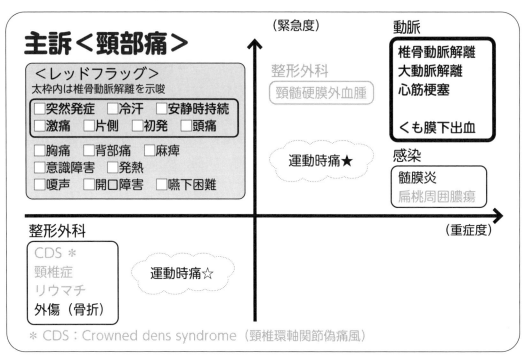

図4　主訴＜頸部痛＞の救急隊版二次元鑑別リスト

　救急隊で知っておくべき疾患を黒字で示した。現場で鑑別できない疾患や、鑑別を想起しても選定先やプレホスピタルでの対応が変わらない疾患は灰色で示した。まずは、右上（緊急度・重症度が高い疾患）をインプットすることが大切である。主訴＜頸部痛＞では、運動時痛は左下の整形外科疾患を示唆するが、同時に右上の疾患でも運動時痛を呈するものがある（椎骨動脈解離、髄膜炎ほか）。このため、運動時痛があっても安易に整形外科疾患と考えてはならないことに注意する。

第9回 主訴＜頸部痛＞

レッドフラッグ特訓スライド

レッドフラッグごとに対応する疾患を見える化しました。イメージ作りに役立ててください。

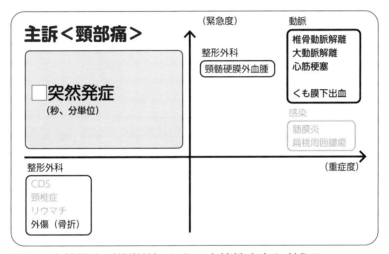

図5 突然発症（秒単位）なら、血管性病変と考える。

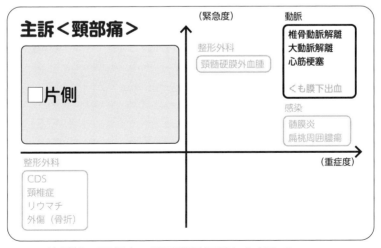

図6 片側性の頸部痛は椎骨動脈解離から考える。

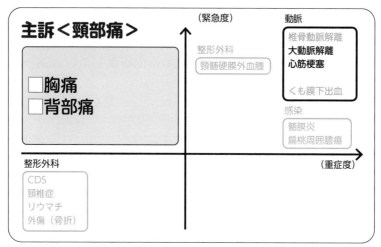

図7　胸痛、背部痛があれば、大動脈解離を想起する。頸部痛時は必ず胸背部痛の有無を確認する。

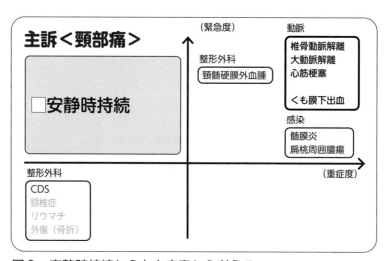

図8　安静時持続なら右上疾患から考える。

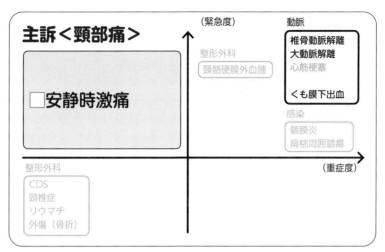

図9 安静時激痛なら、片側か（動脈解離）・後頸部か（くも膜下出血）を確認する。

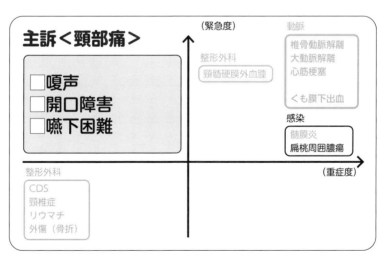

図10 嗄声や開口障害・嚥下困難のいずれかがあれば、扁桃周囲膿瘍など感染症を考える。

病院連絡を聴きながらの思考

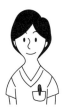

では、先ほどの病院連絡でどのように疾患が絞り込まれるか、見てみましょう。『 』で囲んだ文章は病院連絡の内容、▶マークはレッドフラッグを意味します。
では、音声を聴いてください。

○再現音声 「病院連絡」
40歳 男性 主訴＜頸部痛＞

特に誘因なく、仕事中に突然首の右側が痛くなった。
頭痛、嘔吐やめまい、痺れなどはなし、直近の外傷歴もなし
既往内服歴：なし
バイタル：意識清明、血圧145/80、脈拍80回/分、呼吸16回/分、SpO₂ 98%（room）、体温36.3℃

『40歳男性　主訴＜頸部痛＞』

▶40歳男性、突然発症の頸部痛
「お、頭かな？」とスイッチが入り、その後の病院連絡内容に細心の注意を払います。まずは急性くも膜下出血が念頭に上がります。頭痛や嘔吐、冷汗の有無を知りたいです。

『特に誘因なく、仕事中に突然首の右側が痛くなった。』

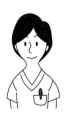

第9回 主訴＜頸部痛＞

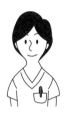

▶ 突然発症、片側頸部痛、外傷なし
秒、分単位での突然発症で、片側性で安静時持続痛なら椎骨動脈解離か!? ただし、大動脈解離が頸部に広がると、総頸動脈や椎骨動脈解離を呈することがあるため、胸痛・背部痛などがなかったかも来院後しっかり確認しよう。あとは、無痛性心筋梗塞で頸部へ放散痛（関連痛）として、頸部痛や歯痛を訴えることもあるので、心電図もすぐにとろう。

『頭痛、嘔吐やめまい、痺れなどはなし』

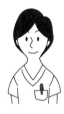

頭蓋内疾患（急性くも膜下出血、椎骨動脈解離からの脳梗塞）の可能性は低いかな。

『意識清明、血圧145/80、脈拍80回/分、呼吸16回/分、SpO₂ 98％（room）、体温36.3℃』

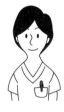

意識障害なく、バイタルサインは落ち着いている。来院時、まずは頭部と頸部の単純CTをとり、くも膜下出血は除外しよう。CT室を確保して、救急車到着を待とう。

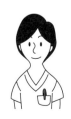

その後の経過です。

病着後、頭痛・胸痛・背部痛は経過中なかったことを確認した。急変に備えて、末梢ライン確保。採血も提出し、バイタルサインに変化がないことを確認し、頭部CTで急性くも膜下出血を除外した。

痛みの範囲は右頸部で、縦の範囲とのこと。続いてMRI検査を施行し、右椎骨動脈に解離所見を認めた。

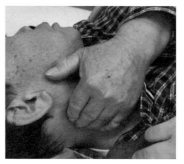

別症例写真[1]：痛みの範囲

本症例の診断　#右椎骨動脈解離
脳MRIで小脳梗塞は合併しておらず、収縮期血圧100-120 mmHg を目標に積極的降圧療法を行い、約2週間の経過観察入院となった。退院して2か月後、画像検査で椎骨動脈解離所見はなく、動脈瘤などの合併も認めなかった。

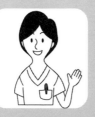

もっちーからのアドバイス！
めまい時の頸部痛に注意

椎骨動脈解離の痛みの典型は、突然発症する片側性の頸部激痛です。しかし、時に拍動性頭痛を呈し、片頭痛などの機能性頭痛と誤診されることもあるため、注意が必要です。また、めまい（小脳梗塞）の原因が椎骨動脈解離のこともあるため、主訴＜めまい＞の時は必ず頸部痛の有無を確認してください。突然発症で、片側の頸部痛を伴うめまいなら、中枢性めまいと考え搬送先を選定してください。

1）望月礼子. エマージェンシー臨床推論, 日経BP 社, 2019

第9回 主訴＜頸部痛＞

めまい時の頸部痛の有無を確認、覚えておきます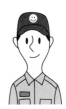

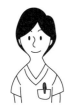 最後に、レッドフラッグごとの右上の鑑別疾患（緊急度・重症度が高い疾患）を記します。分からないところだけ見れば結構です。

レッドフラッグと右上疾患の対応

□突然発症（秒、分単位）	椎骨動脈解離、大動脈解離、心筋梗塞、くも膜下出血、頸髄硬膜外血腫
□冷汗	椎骨動脈解離、大動脈解離、心筋梗塞、くも膜下出血
□安静時持続	椎骨動脈解離、大動脈解離、心筋梗塞、くも膜下出血、頸髄硬膜外血腫、髄膜炎、扁桃周囲膿瘍
□激痛	椎骨動脈解離、大動脈解離、くも膜下出血
□片側	椎骨動脈解離、大動脈解離、心筋梗塞（放散痛は両側のこともある）
□初発	椎骨動脈解離、大動脈解離、心筋梗塞、くも膜下出血、頸髄硬膜外血腫、髄膜炎、扁桃周囲膿瘍
□頭痛	椎骨動脈解離、くも膜下出血、髄膜炎
□胸痛／背部痛	大動脈解離、心筋梗塞
□麻痺	椎骨動脈解離、くも膜下出血（血腫増大時）、頸髄硬膜外血腫
□意識障害	くも膜下出血、髄膜炎
□発熱	髄膜炎、扁桃周囲膿瘍
□嗄声／開口障害／嚥下困難	扁桃周囲膿瘍

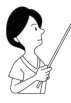

もっちーのこれがポイント！

主訴＜頸部痛＞の主な観察ポイント
レッドフラッグ▶
下線は椎骨動脈解離を示唆
☐<u>突然発症</u>　☐冷汗　☐<u>安静時持続</u>　☐激痛
☐<u>片側</u>　☐<u>初発</u>　☐<u>頭痛</u>
☐胸痛　☐背部痛　☐麻痺　☐意識障害　☐発熱
☐嗄声　☐開口障害　☐嚥下困難

第10回　主訴＜手足の痛み＞
三次選定のキーワードは、これ！

★ 今回の再現音声はこちらです。

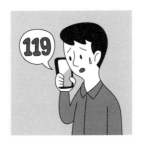

○再現音声　「要請」

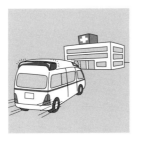

○再現音声　「病院連絡」

救急医もっちー　救急救命士　新人救急隊員

3人の会話音声はこちらから⇒

ベテラン救急救命士の頭の中

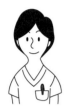
今回は主訴＜手足の痛み＞です。今回は、手足同時ではなく＜手又は足の痛み＞という意味で使います。早速ですが、要請の内容を聴いてください。病院連絡音声はまだ聴かないでください。

○再現音声1「要請」（約30秒）
「昨日から夫の手がどんどん腫れていて水膨れになっている」
けがなどのきっかけは？
→特にないが、色もおかしく痛みも強くなっている。

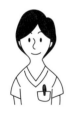
「84歳男性　手の痛み。水疱あり」と要請されたら、何を考えますか？

長時間挟まれたりはしていないでしょうか？
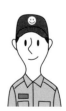

第 10 回　主訴＜手足の痛み＞

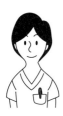
鋭いですね！　コンパートメント症候群を連想しましたか!?　コンパートメント症候群は、阪神・淡路大震災で広く知られるようになりました。家具など重量物に長時間挟まれて血流障害が起こり、重症では圧解除後に血液中に壊れた細胞の成分がどっと流れ込み、最悪の場合はカリウム上昇による心停止が起こります。「せっかく助け出して意識もあったのに、病院到着後にCPAになり亡くなる人が何人もいて、びっくりしたし、本当に悔しかった」という声を神戸の救命士さんたちから伺い、つらい光景が目に浮かびました。

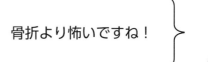骨折より怖いですね！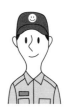

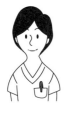
確かに傷病者の手足の痛みは、ほとんどは外傷によるものです。今回は、主訴＜手足の痛み＞で、頻度は少なくても致死的な疾患を見抜くポイントをインプットしましょう。

頻度が少ない事案、いざ直面すると怖いので、しっかり勉強したいです。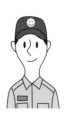

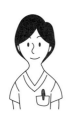
その気持ちが大切です。外因性かどうかは「ぶつけたり、思い当たることはないですか？」という質問で確認できるはずです。ただし、意識障害や認知症があると、確認が難しくなります。**外因性でない場合、ある一つの質問で三次選定すべきか判断できるのです！**では、まずは隊長さんに、主訴＜手足の痛み＞についてどう考えるか、聞いてみましょう！

151

外傷でない、手足の痛みですか……そうですね。蜂窩織炎は現場で時々見ますが、まずは疼痛部位の観察をします。腫脹、発赤、熱感、疼痛は、観察項目として意識しています。蜂窩織炎と考えれば、内科を選定します。

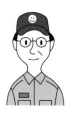

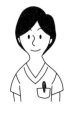

痛みがあれば、腫脹、発赤、熱感の確認ですね。

また、ASOも何度か搬送したことがあります。痛みに加えて、皮膚の色が悪く、触った時の冷たさ（冷感）があれば、循環器のある病院を選定します。

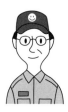

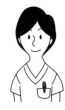

今度は冷たさで、循環が悪いと想定するわけですね。観察項目の整理が事前にできていることが大切ですね！　では、見逃してはいけない疾患も含めて、救急脳をつくっていきましょう！

第10回　主訴＜手足の痛み＞

主訴＜手足の痛み＞の鑑別疾患

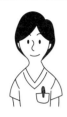 では、主訴＜手足の痛み＞の救急脳づくりの第一歩です。何から確認したらいいでしょうか？

---

①外傷の有無
「きっかけはあったか？　転倒・打撲・長時間の圧迫など」

Yes	No
↓	軟部組織感染症（<u>壊死性軟部組織感染症</u>※、蜂窩織炎など） DVT（深部静脈血栓症）/ASO＊

②急性発症か？
「時間単位か？」

Yes	No
骨折 / 打撲傷 <u>中心性脊髄損傷</u> <u>コンパートメント症候群</u>	関節リウマチ　他 帯状疱疹

下線は緊急性の高い致死的疾患　　　＊ASO：閉塞性動脈硬化症

図1　主訴＜手足の痛み＞の現場観察アプローチ

　下線の疾患は、緊急度・重症度が高く、三次選定（いずれも救急・整形外科対応）が望ましい疾患である。これら、見逃してはいけない疾患の特徴を知っておくことが大切である。

※「壊死性軟部組織感染症」：以前は「壊死性筋膜炎」と呼ばれていたが、炎症の範囲は表皮、真皮、皮下組織、筋膜、筋肉にまで及ぶことから、呼び名が変わった[1]。医師も「壊死性筋膜炎」の方がなじみがあるため、こちらを使ってもよい。「ガス壊疽」も含む概念である。以下図では、「壊死性筋膜炎」と記載する。

1）Dennis L et al. Necrotizing Soft-Tissue Infections, *December 7, 2017. N Engl J Med* 2017; 377:2253-2265.

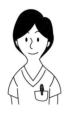

主訴＜手足の痛み＞では、まず外傷の有無を聴き取ります。「挟まれた」も外傷に含まれます。次に、痛みの部位の観察を行います。

外傷がない場合
疼痛時は皮膚に感染徴候がないか、**腫脹**、**発赤**、**熱感**を評価します。疼痛部位のみの発赤で緩やかな進行なら蜂窩織炎の可能性が高いですが、激痛で進行が時間単位なら、壊死性筋膜炎を想起します。決め手は、「痛みの範囲が皮疹を超えているか」です。皮疹のない部位の疼痛があれば、壊死性筋膜炎を考えて病院連絡でそのことを伝えてください。これが今回の最大のポイントです！

炎症初期では、皮膚所見が乏しいのに激痛を訴えることもあります。以前、激痛という割に外傷歴もなく、皮膚所見も発赤程度で、「おおげさな訴えなのかな？」とも感じた症例がありました。念のため、写真を撮って経時的な広がりを観察することにしました。30分後の再チェックで、5ミリ程度の皮疹の広がりを認め、最終的に壊死性筋膜炎の診断に至りました。

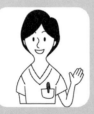

もっちーからのアドバイス！
激痛のメカニズム

菌の侵入→外毒素放出→局所組織の障害→血小板・白血球凝集
→毛細血管での血流障害（その後に静脈閉塞、動脈閉塞）→浮腫増大→組織破壊
→水疱・斑状出血・血疱

激痛は血管閉塞による。ただし、意識障害や糖尿病（末梢神経障害）の場合、また、鎮痛薬内服中では、激痛を訴えないことがあるので注意！

第 10 回　主訴＜手足の痛み＞

外傷がある場合（圧迫含む）
○中心性脊髄損傷「転倒後に手足の痺れがあれば中心性脊髄損傷を考慮して、頸椎カラーを装着します。」
○コンパートメント「強い圧迫が続くと、血流障害からコンパートメント症候群を来すことがあります。激痛を訴え、ひどいと水疱形成することもあります。」
常に最悪の想定をすることが、救命、予後改善につながります。

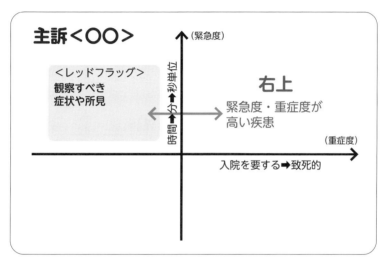

図2　二次元鑑別シート

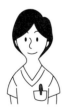

では、**図1**を参考に主訴＜手足の痛み＞の鑑別疾患とレッドフラッグを二次元鑑別シートに5分間で書き出してみましょう。レッドフラッグ（現場での観察項目）について、特に考えてみてください。

救急医の頭の中

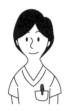
救急医の頭の中、おなじみの二次元鑑別リストを見てみましょう。図3は医師版なので、気楽に眺めてください。

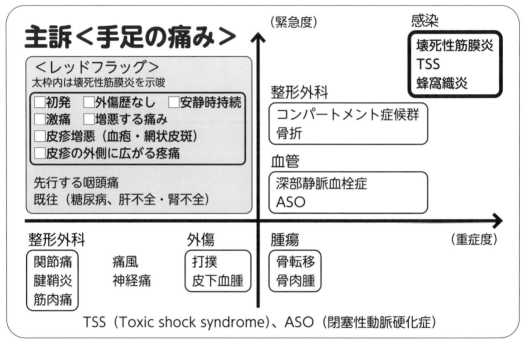

図3　主訴＜手足の痛み＞の二次元鑑別リスト[2]　改変

「成人の疾病（主に非外傷）の救急搬送で何を考えるか」という設定で、研修医の教育用に考えた鑑別リスト。今回は外傷も含めて記載した。

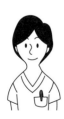
現場で判断できない鑑別疾患を、多数現場で想起するのは時間の無駄となるだけでなく、救命すべき疾患の搬送遅れにつながります。そこで、救急隊版の二次元鑑別リストとして、救急隊が現場で念頭にあげるべき疾患を厳選し、図4に黒字で示しました。

2）望月礼子．左大腿の激痛とショックを呈した35歳女性「診断と治療」，108(5) 診断と治療社，2020

第10回 主訴＜手足の痛み＞

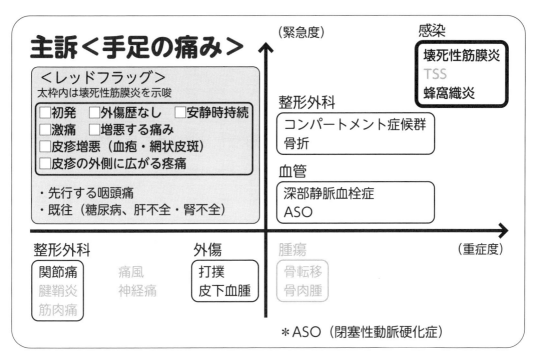

図4　主訴＜手足の痛み＞の救急隊版二次元鑑別リスト

救急隊で知っておくべき疾患を黒字で示した。まずは右上（緊急度・重症度が高い疾患）をインプットすることが大切である。

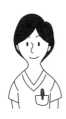

主訴＜手足の痛み＞の鑑別では、痛みの性状と局所所見の観察が重要です。レッドフラッグ□外傷歴なし　□安静時持続　□皮疹増悪（血疱・網状皮斑）　**□皮疹の外側に広がる疼痛**が鍵になります。接触時の聴取の順番も、イメージできるようになれば達人レベルです！
基礎疾患がなくても、溶連菌（咽頭炎の原因菌）の血流感染から壊死性筋膜炎になることが近年多数報告されているため、レッドフラッグの欄に咽頭痛もあげました。

咽頭痛ですか。メモしておきます！

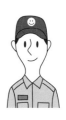

157

レッドフラッグ特訓スライド

今回は、レッドフラッグの組合せでどのように絞り込めるか、視覚化しました。イメージづくりに役立ててください。

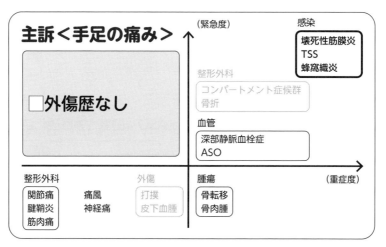

図5　まず外傷歴（打撲・圧迫）の有無で仕分ける。

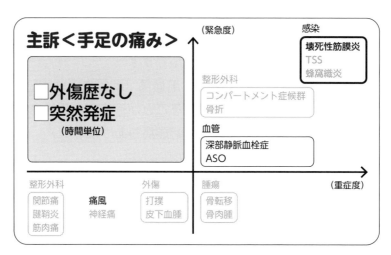

図6　外傷なく突然発症なら、かなり疾患が絞れる。まずは右上疾患から考える。

第10回 主訴＜手足の痛み＞

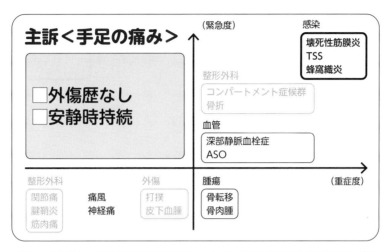

図7 外傷なく安静時持続痛で、右上の整形疾患の可能性が下がる。

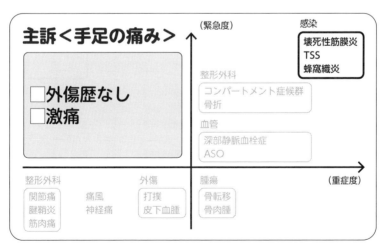

図8 外傷なく激痛なら、壊死性筋膜炎と考える。ただし、初期から激痛は呈さないことに注意。

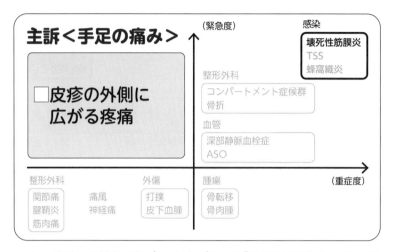

図9 皮疹の外側に広がる疼痛があれば壊死性筋膜炎に絞り込める！ 三次選定する！

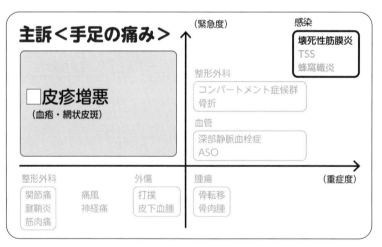

図10 外傷がなく、血疱や網状皮斑があれば壊死性筋膜炎と考えて三次選定する！

第10回 主訴＜手足の痛み＞

病院連絡で何を伝えるか？

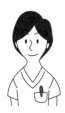
症例に戻ります。救急隊現着時、「昨日、朝から右手の痛みが出て、赤みが広がった。夕方39度の熱が出た。今朝から水膨れと腫れが広がり、びっくりして妻が救急車を呼んだ」とのこと。下の二次元コードで写真を見てください。色が悪いですよね。皆さんはこの所見をどのように病院連絡で伝えますか？

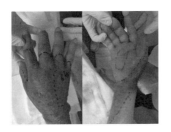

（カラーで見られます）

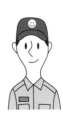
ええっと…急に言われても……

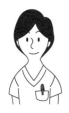
難しい言葉はいりません。「紫色に変色している部分もある」というように、病院連絡で伝えていただければいいです。色の悪さは、血流の低下を示すので大切な情報なんです。

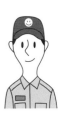
なるほど！色を伝える意味がわかりました！

病院連絡を聴きながらの思考

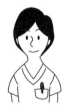

では、先ほどの病院連絡でどのように疾患が絞り込まれるか、見てみましょう。『　』で囲んだ文章は病院連絡の内容、▶マークはレッドフラッグを意味します。
では、音声を聴いてください。

〇再現音声　「病院連絡」
84歳　男性　主訴＜右手の痛み＞

外傷歴はありません。昨日から発熱と右手の痛みがあったそうです。今朝、前腕に水疱を認め、激しい痛みの範囲が広がっているとのことで救急要請となりました。前腕広範囲に腫脹があり、痛みは上腕まであるとのことです。
既往歴：肝硬変、心不全ほか
内服歴：多数
バイタル：意識清明、体温38.4℃、血圧150/70、脈拍112回/分、呼吸12回/分、SpO₂ 97%（room）

『84歳男性　主訴＜右手の痛み＞外傷歴はありません』
『昨日からの発熱と右手の痛み』

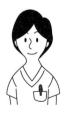

▶急性発症、発熱
外傷ではない手の痛み。病着したら、一応圧迫歴なども確認しよう。

162

第 10 回　主訴＜手足の痛み＞

『右手に水疱を認め、激しい痛みの範囲が広がっている』

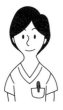
外傷でも水疱を呈することはあるが、明らかな外傷はなく激しい痛みがあるということは、まさかあれかも！
（あれ＝壊死性筋膜炎）

その後の経過です。
病着後にまず外傷なしを再度確認し、皮疹の範囲を油性ペンでマーキングした。救急要請前に、1時間で10センチ程度発赤が肘側に広がったとのこと。
　皮膚所見で手背から前腕に皮疹、水疱あり、激痛あり、痛みの範囲が皮疹より広がっている。以上より、壊死性筋膜炎の診断で整形外科にコール。
　この間数分。整形外科医到着前に、「心臓も肝臓も悪いから、右腕（利き手）を切らないと命が助からない可能性が高いです。必要なときは生き残るために腕を切りましょう。いいですか？」と本人から切断の同意を得た。その後、緊急手術で右上肢切断で救命に至った[2]。

本症例の診断　＃右上肢壊死性筋膜炎

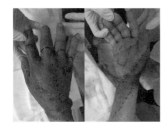
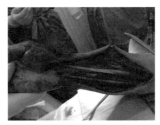

（カラーで見られます）

2）望月礼子. 左大腿の激痛とショックを呈した35歳女性「診断と治療」, 108 (5) 診断と治療社, 2020

術中、筋膜切開時に前腕の筋肉に壊死所見を認め、上記診断が確定した。続いて、右上腕で切断術を施行した。後日、原因菌は大腸菌と判明した。
入院時心不全があったが、集中治療を行い全身状態改善に伴い心不全も改善し、1か月後に転院となった。

FOCUS　主訴＜手足の痛み＞「ASO（閉塞性動脈硬化症）」

手足など末梢の血管が動脈硬化により狭窄・閉塞し、血行障害を来す疾患。
軽症は冷え程度、重症度が上がると安静時疼痛を来す。

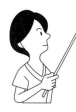

もっちーのこれがポイント！

主訴＜手足の痛み＞の主な観察ポイント
レッドフラッグ▶
以下は壊死性筋膜炎を示唆
□初発　□外傷歴なし　□安静時持続　□激痛　□増悪する痛み
□皮疹（血疱・網状皮斑）
□皮疹の外側に広がる疼痛　これがあれば三次病院選定！

確認すること
・先行する咽頭痛
・既往（糖尿病、肝不全・腎不全）

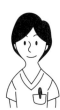

壊死性筋膜炎の血疱と網状皮斑の所見を示します。

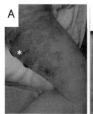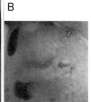

（カラーで見られます）

皮疹の外側に広がる疼痛があるか？　このキーワードを脳に刻んでください。今回提示した皮膚所見を目に焼き付けて、日々の現場観察に生かしてください。

第10回 主訴＜手足の痛み＞

今回のように写真を見て具体的に学ぶ機会は少ないので、しっかり覚えておきます。

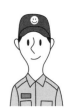

さらに深く知りたい人へ（ベテラン救急救命士向け）

質問 バイタルサインが正常であれば、二次整形外科で手術対応可能な病院を選択してよいか？

回答 壊死性筋膜炎は急速に進行するので、ショックになってからの三次搬送では救命は困難。そのため、ショックがなくても「皮疹の外側に広がる疼痛」があれば三次選定が必要である。すべきことは、感染組織の除去（デブリードメント）と、整形外科、内科、感染症科のチーム体制によるその後の集中治療なので三次選定が必要となる。

なお、壊死部分には血流がないため抗菌薬治療だけでは完治しない。内科だけでの対応では救命できない。

第11回　不搬送事案の確認事項
レッドフラッグの活用法

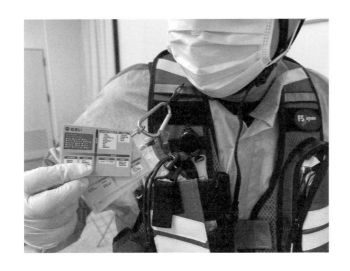

（カラーで見られます）

救急医もっちー　救急救命士　新人救急隊員

3人の会話音声はこちらから⇒

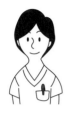

今回は、番外編として不搬送事案の判断について考えてみましょう。

まずは死亡明白が不搬送事案の代表です。これは警察に引き継ぎます。全国では過去に誤認事案の例もあり、我々は自治体ごとにチェックリストを作成しています。そして私の所属では救急隊員2名でダブルチェックする手法で徹底しています。

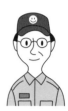

－死亡明白のチェックリスト項目例－
「救急業務において傷病者が明らかに死亡している場合の一般的な判断基準」
（1）意識レベルが300であること。
（2）呼吸が全く感ぜられないこと。
（3）総頸動脈で脈拍が全く触知できないこと。
（4）瞳孔の散大が認められ、対光反射が全くないこと。
（5）体温が感ぜられず、冷感が認められること。
（6）死後硬直又は、死斑が認められること。
※ 以上の全てが該当した場合
上記のほかに、次の事項についても十分に留意
① 傷病者の観察にあたっては、「明らかに死亡している」という先入観を持たないこと。
② 聴診器、心電計等の観察用資器材を活用し、心静止を確認するなど、的確な観察を実施すること。
③ 判断に迷う場合は、指示医師に連絡し、指示・指導・助言を受けること。
（消防庁通達を基に作成）

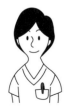

これが評価項目ですか。
ありがとうございます。上記のようなチェックリストがあれば、判断のよりどころになりますね。今回は、死亡明白でないときの不搬送事案について考えてみましょう。

第11回 不搬送事案の確認事項

不要不急の救急要請

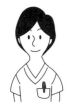
印象に残っている事案はありますか？

以前、雪の日に、体調不良という要請で救急搬送した70歳代男性がいました。歩行は安定していたものの、私たちの聴き取りには調子の悪さを訴えていたのですが…。
病院到着後に先生から「しっかり歩けるのに、なぜ救急車で来たのですか？」と聞かれ「タクシーが雪でなかなかつかまらなくて、腹が立ったから」と答えていて、びっくりしたことがあります。
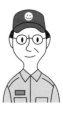

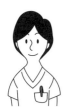
あの人ですね、驚きでした！ 結局血圧が一時的に高いだけで、その原因となるような心疾患や頭蓋内疾患を疑う所見がなく、経過観察の方針で帰宅となりました。

病院では、血圧が高い傷病者を、どのように評価するんですか？
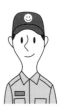

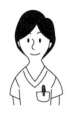

血圧が高くなる病態で見逃してはいけないのは、まずは心疾患や脳卒中です。なのでバイタルサインの確認とともに、以下のレッドフラッグを確認します。

血圧が高い傷病者のレッドフラッグ

- 心筋梗塞、心不全、大動脈解離
  ：頸部痛、胸痛、背部痛、腹痛、むくみ
- 脳卒中（脳梗塞、脳出血、くも膜下出血など）
  ：頭痛、嘔気嘔吐、手足の痺れや麻痺、めまい、視覚障害

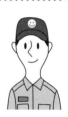

あ！ レッドフラッグだらけですね！

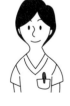

そうです！病態を想起してそのレッドフラッグを聴き取るということですね。
他にも血圧が上がるものとして、急性緑内障発作もありますが、これは主訴〈頭痛〉で来院することがほとんどです。頭痛、眼痛、嘔気、視覚障害で拾い上げられます。該当するレッドフラッグがあれば、又はレッドフラッグの聴き取りが困難なら、検査に進んでいきます。
他にも末梢性めまいや鼻出血の結果、血圧が上がることもあります。救急医は常に全部考えるのではなく、緊急度・重症度が高い右上疾患から見つけに行くというのが鉄則です。

救急隊の段階で現場判断は困難なので、<u>持続する高血圧</u>なら搬送となります。この場合、ユニバーサル レッドフラッグの**安静時持続**が該当しますね。もしこれが突然発症した高血圧なら、血管性病変の可能性が高くなります。では話を（死亡明白以外の）不搬送事案に戻しましょう。

第11回 不搬送事案の確認事項

現場での不搬送事案について救命士のセンスとは？

不搬送事案は、死亡明白以外は、本人が搬送を頑（かたく）なに拒んだ場合になります。そのようなとき、現場で救急隊がバイタル等を測定し、症状からも緊急性が低い場合は、本人及び家族等に緊急性が低いということを伝えた上で不搬送にすることがあります。

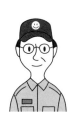

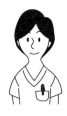

例えばどのようなときに不搬送にしていますか？

そうですね、いつもより血圧が高く不安なので救急要請。動悸がするので救急要請。このような事案は、バイタルサインを測定し落ち着けば不搬送にすることがあります。

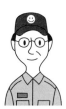

高齢者や認知症の方が増えているので、高齢者施設の要請では、症状を細かく聴き取れずに、発熱だけで搬送ということも多いですね。

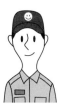

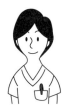

そうですね。翌朝まで経過を見られるのでは？　と思うことも多いですが、判断情報がないと病院にいる医師としても、来てくださいということになります。ほかに、不搬送でのエピソードはありますか？

171

救急隊員になって初出動が、高齢男性の銭湯での転倒という事案で、従業員からの救急要請でした。行ってみると、銭湯の洗い場でまだ本人は立ち上がっておらず座っていて「もう大丈夫だ」というばかり。

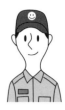

『意識を失ったようですし、念のため病院で診てもらいましょう』と何度も言ったのですが、「大丈夫、大丈夫、俺は行かないからな！」と頑なに搬送を拒んで、この事案では傷病者に立ってもらい、痛みの部位がないことを確認し不搬送になりました。

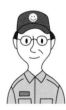

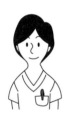

病院にいる我々には、見えない現場ですね。ニュースなどで、不搬送として後に体調が悪化して死亡した事案などもあり、怖いですよね。医師にとっては、診察後に帰宅させて、その後悪化して死亡した事案に匹敵します。救急隊も医師も命を預かる責任の重さがありますね。一方で、病院で入院を勧めても、入院を拒む場合は、一筆入院拒否の旨サインをもらうことがあります。

救急隊も同じです。現場で不搬送とするには、病歴聴取とバイタルサイン、そして限られた時間で行った全身評価での判断が必要で、**最終的には救命士のセンス**による部分があります。

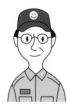

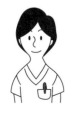

なるほど。センスですか。そのセンスは何に影響されますか？

経験や勘でしょうか。傷病者の通常の様子は救急隊は分からないので、歩いているから、元気そうだから、バイタルサインに異常がないから、だけでは判断できないときもあります。家族など周りからの情報であったり、違った視点から感じるのも救命士のセンスですよね。しかし、想定外の病態もあり、常に不搬送の判断は危険と隣り合わせともいえます。ですので多くの消防に、不搬送証明書という書式があります（**図1**）。

不　搬　送　証　明　書

＊＊市消防本部
消防長　　　　殿

救急要請をしましたが、甲（乙）は、都合により搬送を拒否します。

令和　　年　　月　　日
時　　分頃

本　人　（甲）＿＿＿＿＿＿＿＿

関係者　（乙）＿＿＿＿＿＿＿＿

甲（乙）の搬送拒否のため「救急業務実施基準第＊条」及び「＊＊市救急業務に関する規程第＊条」の規定に基づき、甲・乙の同意を得て、不搬送取扱いとします。

ただし、後で医療機関での受診又は容態が悪化した場合は、再度救急車の要請をお勧めします。

令和　　年　　月　　日
時　　分頃

所属　　　＊＊市消防本部
隊員名

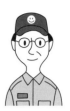

図1　不搬送証明書（例）

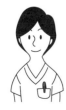

なるほど。「**ただし、後で医療機関での受診又は容態が悪化した場合は、再度救急車の要請をお勧めします。**」最後の3行が大事ですね。

外出先での不搬送事案では本人の意思だけでなく、家族などのキーパーソンにも電話で連絡をとって状況説明をして、不搬送の同意を得ています。もちろん、同意を得られなければ搬送するようにしていますが……不搬送は本当に難しいです。
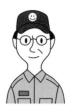

説得に時間がかかるときもありますよね。
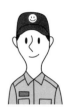

顔見知りの先生なんかには直接電話に出ていただいて、傷病者と方向性を決めてもらうこともあります。
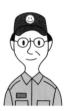

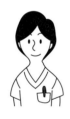
そういえば、以前徐行する車と軽く接触した妊婦さんがいて、救急隊から本人が受診を拒否しているとのことで、救急当番の私に電話がきたことがあります。

妊婦さんの場合は、特に慎重に対応しています。
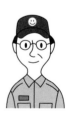

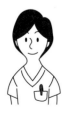
妊婦というだけで緊張しますね。この方は現場で強い腹部打撲などはなく、胎動も変わりないとのこと。医師としては電話だけでは大丈夫という保証はできないので、「大丈夫なことの確認をした方がいいです」と何度もお話ししたのですが、やはり受診拒否で不搬送となりました。

第 11 回　不搬送事案の確認事項

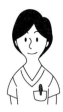
リスクのある傷病者で搬送を拒む場合は、医師に電話をつなぎ、大事な症状の聴き取りとリスク説明をしてもらうという流れがあってよいと考えます。日頃から顔の見える関係作りが大事ですね。

医師から説明することで、搬送に同意する傷病者もいるので、そのような動きができるのは安全対策としても、好ましいと思います。
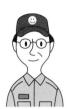

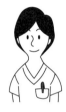
そうですね。そして不搬送のときにも、レッドフラッグの活用が役に立ちますよ。

どういうことですか？
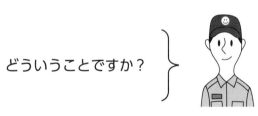

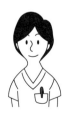
例えば、先ほどの銭湯での高齢者の転倒であれば、単に長湯の立ちくらみと考えるのは危険です。一過性意識消失があったかもしれない、その場合、頭部打撲も本人が覚えていないかもしれない、軽微な頭部外傷でも、抗血小板薬の内服があれば、急性硬膜下血腫になるかもしれない。と、常に最悪を考えるわけです。

現場でそこまで考えたことはなかったです……。

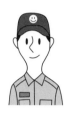

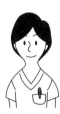

そして、＜一過性意識消失＞に関しての質問をしていきます。倒れる瞬間、どのように倒れたのか確認しましょう。「右足が滑って、あっ倒れる！と思って手をついたけど、腰を打って倒れた」などと聴き取れて、つじつまや身体所見が合っていれば、意識消失はないといえます。そんなときも、直前に意識消失のレッドフラッグがなかったかを聴き取ります（**図2**）。

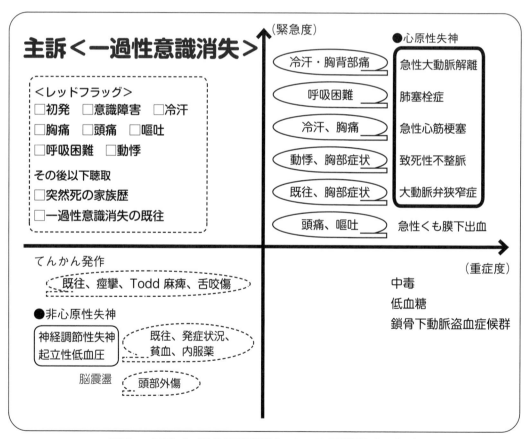

図2　主訴〈一過性意識消失〉の二次元鑑別リスト[1]

1）望月礼子. 救急隊版エマージェンシー臨床推論. 救急脳のつくり方, 東京法令出版, 2022, 44p

第 11 回　不搬送事案の確認事項

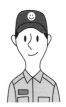

なるほど。レッドフラッグはいつでも使えるんですね。

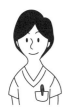

そうです！　私は患者帰宅時にいつもレッドフラッグを説明しています。例えば、末梢性めまいの患者さんには、次のように説明しています。

【末梢性めまいの患者の場合】
「先ほど大事な症状（頭痛、頸部痛、胸痛、呼吸困難、痺れ、麻痺など）をいろいろと質問しましたが、全部ありませんでしたよね。
今のめまいは耳からのものなので帰れます。でも家に戻ってから、トイレに動くとめまいがするからといって水を飲むのを我慢すると、脱水で今度は脳梗塞が起こることもあります。安静でもめまいが止まらなくなったり、他の症状が出たときは病院に連絡してください。特に、痺れや麻痺、体が傾くなどの症状は脳卒中（脳出血、脳梗塞）の症状なので、夜中でもすぐに救急車を呼んでください。

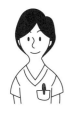

このような話をしながら、高齢者であればメモにしてお渡しすることもあります。日々、レッドフラッグを活用しています。

私はポケットにこうして二次元鑑別リスト[2] を入れているので、見ながら抜けなく聴き取るように心がけています。

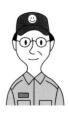

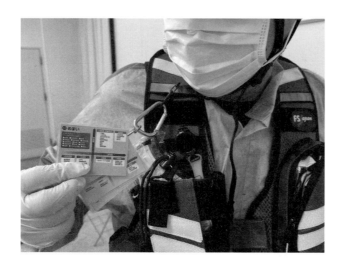

（カラーで見られます）

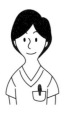

うわぁ隊長さん、パウチまでしてくれてうれしいです。写真撮らせてください！

2）望月礼子.エマージェンシー臨床推論.日経 BP, 2019

第 11 回　不搬送事案の確認事項

通信指令課での不出場事案について

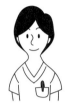
最後に、不出場について少しだけ触れます。全国ではこれまでに、119番通報で出動せず亡くなった事案が複数あり、訴訟になっているものもありますね。

これらの事案については、私たちも注視しています。
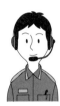

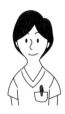
記憶に残っている一つの事案を紹介します。
独居の大学生が体調不良で救急要請したけれど、「自分で受診可能」という通信指令課の判断で不搬送になり、後日、自宅で亡くなっているのが発見された事例がありました。後に音声が公開されましたが、受け答えが一部おかしかったため、なぜ出動しなかったのかという社会批判を浴びる大ニュースになりました。電話だけで症状をしっかり訴えられない場合は、アンダートリアージしたときの損失が大きく取り返しがつかないので、原則出動になりました。**独居、高齢者、酩酊者、精神疾患を有する傷病者も同様に慎重な対応が必要です。**

我々にとって記憶に刻むべき事例です。奥が深いですね。
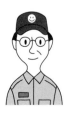

179

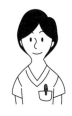
　この事案は、主訴は体調不良でした。独居は大きなリスクです。ユニバーサル レッドフラッグ※（23頁）では、安静時持続、増悪が該当します。

※ユニバーサル レッドフラッグは、どの主訴でも普遍的なレッドフラッグで、1つだけでも危険な疾患を示すレッドフラッグです。

▶ユニバーサル レッドフラッグ

| 冷汗 | 突然発症 | 安静時持続 | 増悪 |

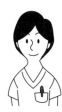
　レッドフラッグとしては、意識障害の可能性もあり、拾い上げるチャンスが複数あったことになります。
　私も当直時にドクターコールで、いろいろな報告を受けますが、電話対応だけで経過観察とするときもあるので、常にレッドフラッグには細心の注意を払っています。

　増え続ける救急要請に対して、救急体制の維持が問題となっている状況があります。私は今後、市民対象にレッドフラッグ教育を展開し、救急要請を遅らせないタイミングを知ること、そして緊急でない場合は救急要請以外の方法での受診につなげるという活動を目指しています。市民版のエマージェンシー臨床推論の展開です！

第11回 不搬送事案の確認事項

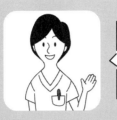

もっちーからのアドバイス！
病院で帰宅時に伝えること

病院から帰宅時を想定して、リスクと悪化時の拾い上げのポイントを挙げてみます。

・体調不良時に独居→急変を見逃される可能性がある
「毎日様子を見にきてもらう人などいますか？ 電話がなければ見にきてねと伝えてください」

・食事摂取できない→脱水症から状態悪化になることがある
「尿が6時間ぐらい出ないときは、脱水になっているかもしれませんので、病院に電話をください」

病院に電話をくださいと伝えても、皆が電話してくるわけではありません。患者さんも、何に注意をして経過観察したらよいか、その具体的なポイントを知ることで、漠然とした不安が減り、安心感にもつながると考えています。

症例の診断名一覧

第3回　**主訴＜意識障害＞**　……………　急性くも膜下出血

第4回　**主訴＜体動困難＞**　…………　大腿骨骨折

第5回　**主訴＜痙　攣＞**　……………　心肺停止直後の痙攣

第6回　**主訴＜下　血＞**　……………　虚血性大腸炎

第7回　**主訴＜吐　血＞**　……………　小脳出血、Cushing潰瘍による吐血

第8回　**主訴＜動　悸＞**　……………　肺塞栓症

第9回　**主訴＜頸部痛＞**　……………　椎骨動脈解離

第10回　**主訴＜手足の痛み＞**　………　壊死性筋膜炎

付録　主訴別救急隊版二次元鑑別リスト二次元コード

下記の二次元コードからそれぞれの救急隊版二次元鑑別リストを読み取れます。
ご活用ください。

第 3 回　**主訴＜意識障害＞**の救急隊版二次元鑑別リスト

第 5 回　**主訴＜痙　攣＞**の救急隊版二次元鑑別リスト

第 6 回　**主訴＜下　血＞**の救急隊版二次元鑑別リスト

第 7 回　**主訴＜吐　血＞**の救急隊版二次元鑑別リスト

第 8 回　**主訴＜動　悸＞**の救急隊版二次元鑑別リスト

第 9 回　**主訴＜頸部痛＞**の救急隊版二次元鑑別リスト

第10回　**主訴＜手足の痛み＞**の救急隊版二次元鑑別リスト

【著者紹介】

望月　礼子（もちづき　れいこ）

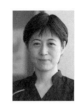

日本救急医学会救急科専門医
鹿児島大学救急・集中治療医学分野　非常勤講師
屋久島徳洲会病院　非常勤
日本医療教育プログラム推進機構（JAMEP）理事
エマージェンシー臨床推論コース　プログラムディレクター
ICLSコース　コースディレクター
J-MELSベーシックコース　コースディレクター

　1992年千葉大学理学研究科（生物学）修了、製薬会社での研究職を経て、2002年大分大学医学部へ学士編入学。2007年から自治医科大学附属病院にて初期研修。2009年同・救急医学へ入局。2011年からエマージェンシー臨床推論を開発した。2015年彩の国東大宮メディカルセンター救急科でレッドフラッグを活用した研修医教育を開始した。また救急隊向けの「レッドフラッグを活用した病院連絡ワークショップ」を立ち上げた。2018年から鹿児島大学勤務。大学及び鹿児島県立大島病院で各職種向けの「エマージェンシー臨床推論コース」を開催した。
　2022年から屋久島を拠点にフリーランス救急医となり、全国で各種コースを展開している。離島を中心に市民向け講習会も継続している。
　今後の課題は、緊急度・重症度の評価で役立つ「レッドフラッグ」を救急隊、医学生、研修医、看護師、離島医療、そして一般市民に広めること。

　趣味：屋久島、クジラと泳ぐこと、コウテイペンギン

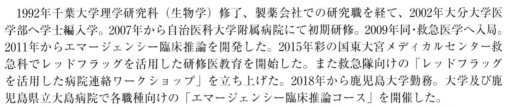

救急隊版　エマージェンシー臨床推論２
もっと救急脳のつくり方

令和6年11月10日　初　版　発　行

著　者／望月　礼子
発行者／星沢　卓也
発行所／東京法令出版株式会社

112-0002	東京都文京区小石川５丁目17番３号	03(5803)3304
534-0024	大阪市都島区東野田町１丁目17番12号	06(6355)5226
062-0902	札幌市豊平区豊平２条５丁目１番27号	011(822)8811
980-0012	仙台市青葉区錦町１丁目１番10号	022(216)5871
460-0003	名古屋市中区錦１丁目６番34号	052(218)5552
730-0005	広島市中区西白島町11番９号	082(212)0888
810-0011	福岡市中央区高砂２丁目13番22号	092(533)1588
380-8688	長野市南千歳町１００５番地	

〔営業〕TEL 026(224)5411　FAX 026(224)5419
〔編集〕TEL 026(224)5412　FAX 026(224)5439
https://www.tokyo-horei.co.jp/

©MOCHIZUKI Reiko　Printed in Japan, 2024
　本書の全部又は一部の複写、複製及び磁気又は光記録媒体への入力等は、著作権法上での例外を除き禁じられています。これらの許諾については、当社までご照会ください。
　落丁本・乱丁本はお取替えいたします。

ISBN978-4-8090-2563-1